·常见病百家百方丛书·
中华中医药学会科普分会组织编写
总主编 温长路

乙肝百家百方

冯磊 张超 编著

中国中医药出版社
·北京·

图书在版编目（CIP）数据

乙肝百家百方/冯磊，张超编著. —2版. —北京：中国中医药出版社，2018.10
（常见病百家百方丛书）
ISBN 978-7-5132-5086-3

Ⅰ.①乙… Ⅱ.①冯…②张… Ⅲ.①乙型肝炎-验方-汇编 Ⅳ.①R289.5

中国版本图书馆CIP数据核字（2018）第149533号

中国中医药出版社出版
北京市朝阳区北三环东路28号易亨大厦16层
邮政编码　100013
传　真　010-64405750
三河市同力彩印有限公司印刷
各地新华书店经销

开本 880×1230　1/32　印张 7.5　字数 166千字
2018年10月第2版　2018年10月第1次印刷
书号　ISBN 978-7-5132-5086-3

定价　29.80元
网址　www.cptcm.com

社 长 热 线　010-64405720
购 书 热 线　010-89535836
维 权 打 假　010-64405753

微信服务号　zgzyycbs
微商城网址　https://kdt.im/LIdUGr
官方微博　http://e.weibo.com/cptcm
天猫旗舰店网址　https://zgzyycbs.tmall.com

如有印装质量问题请与本社出版部联系（010-64405510）
版权专有　侵权必究

《常见病百家百方丛书》

编委会

总 主 编 温长路

编　　委（按姓氏笔画排列）

　　　　　王会丽　王素羽　冯　磊　厍　宇
　　　　　刘　鹏　刘天骥　汤晓龙　杜　昕
　　　　　李姝淳　杨　峰　杨幼新　吴积华
　　　　　宋　坪　张　超　张玉萍　张效霞
　　　　　柳越冬　尚凤翠　罗瑞娟　郑　齐
　　　　　胡怀强　袁红霞　晏　飞　陶弘武
　　　　　黄庆田　隋克毅　温武兵　鲍健欣

学术秘书 厍　宇

总　序

　　理、法、方、药，是支撑中医药学的四大支柱，彰显出中医药学的特征，构成了中医药学的全部。清代学者纳兰性德有"以一药遍治众病之谓道，以众药合治一病之谓医"的高论（《渌水亭杂识·卷四》），说的既有药与方的关系，也有方与治的关系，而在其间起到维系作用的就是方。历史告诉人们，保存于中医药典籍中的的秘方、验方竟多达30余万首，有详细记载的就有6万首之多。自中医药学祖本《黄帝内经》的13方始，到被称为"方书之祖"张仲景《伤寒杂病论》的113方，中医方剂学已经由雏形逐渐成就了强势的根基，为之后的完善和发展打下了可靠的基础。透过晋代《肘后方》，唐代《千金要方》和《千金翼方》，宋代《太平圣惠方》、《太平惠民和剂局方》、《圣济总录》，明代《普济方》、《古今医通》、《证治准绳》，清代《医宗金鉴》、《医部全录》等典籍中留下的历史记忆，清晰可见中医方剂学不断丰满、壮大的不凡轨迹。1998年上海科学技术文献出版社出版的《中华医方精选辞典》，共收入"具有临床使用价值或有开发利用前途"的方剂20773首（该书《前言》），反映了现代人对处方认识和应用上的巨大成就。这些处方中，有许多经过千锤百炼，至今仍一直在临床上发挥着作用，堪称为中医的"镇家之宝"。如果加上今人在继承前人基础上的大量发挥、创造、出新，中医的处方的确是难以准确计数了。

在中医治疗中，一病多方、一方多用是普遍存在的现象，这正是中医学辨证论治这一活的灵魂的体现。中医学家们认真体察、总结异病同治、同病异治的内涵和规律，因人而论，因时而变，因地而异，把灵活思维、灵活选药、灵活拟方、灵活作战的法器应用到了淋漓尽致的程度，充分展示了中医药文化的广袤属性和中医药人的聪明智慧。俗话有"条条道路通北京"之说，不同的方、不同的治，可以达到相同的目的，理一也。这个理，就是中医学的基本原理、基本法则。我们推出的《常见病百家百方丛书》，是对这一原理的具体效法，是汇集古今众多医家的经验，从不同的角度、侧面，不同的思维方法对中医原理的另一种方式的诠释。书名中的"百方"，是个约数，实际上是百首左右的意思。这些处方中，既有来自先贤们的经典方，也有现代医家们的经验方，都是有据可查的。对于处方的出处，引文后都有明确的注明，以表示对原作者、编者、出版者劳动成果的尊重。这里，还要向他们表示衷心的感谢！

《常见病百家百方丛书》，是由国内有经验的专家撰写的。体例统一于以病为单位———一病一书，以方为论据———一病多方的写法，分为"上篇概说"与"下篇百家验方"两部分进行比较系统的表述。概说部分的撰写原则是画龙点睛，点到为止，内容包括疾病的历史源流、病因病机、治疗方法、名家的认识和作者的独特见解等；百家验方部分的撰写原则是深层开掘，广征博引，围绕古今医家治疗该病的验方，选精萃华，明理致用，内容包括方源、药物组成、方义及治疗效果等。选录的病案，有的是典型的"验案"，有的是相关"疗效"方式的综述。给每一首处方"戴上帽子"、加上按语，是本书的特点之一，反映出作者对某病、某方的独特认识和对一些问题的探讨性思考，以及对一些注意事项的说明，内容都是对读者有提示和启迪作用的。

中医药学的发展，始终是与人类的健康需求同步的。如今，中医收治的病种数目已达9213种，基本覆盖了医学的各个科系领域，尤其是在疑难性疾病、慢性疾病、老年性疾病、身心疾病、心血管疾病、肝炎、肿瘤、不明原因性疾病等方面显示出独特的疗效。在对待传染性甲型肝炎、流行性乙型脑炎、流行性出血热、甲型流行性感冒和艾滋病等重大疾病的防治上，也取得了举世瞩目的进展。在疾病谱变化迅速，新的病种不断出现，疾病的不可预知性与医学科学认知的局限性无法对应的今天，中医药如何在保持优势的基础上创新理念、创新手段，做到与时俱进、与病俱进，更有效地服务于人民的健康需求，是时代赋予我们的使命和重托。有数字显示，目前我国高血压病的患病总人数约为1.6亿～2亿人，脂肪肝1.3亿人，乙型肝炎感染者1.4亿人（其中慢性乙肝患者有3000万人），糖尿病患者8000万人，血脂异常者1.6亿人。心脑血管病呈逐年上升之势，每年死亡的人数达200多万人；恶性肿瘤的发病呈年轻化趋势，每年新增的人数有160万人，死亡人数都在140万人以上……这既是整个科学领域的挑战和机遇，也是中医学的挑战和机遇，督促人们去选择、去作为。

基于此，《常见病百家百方丛书》既要选择普遍威胁人类生存，属于中医治疗强项的"慢病"，也要选择新生活状态下不停出现的新病种，属于中医大有作为的"时兴病"，还要选择严重威胁人类健康的重大疾病，属于中医潜能巨大的急重症，作为普及宣传的对象，以便为民众提供实用、有效的防病治病指导。第一批入选的10本书，重点从常见病、多发病出发，首先瞄准第一类慢病中的感冒、咳嗽、慢性胃炎、湿疹、痔病和第二类时兴病中的高脂血症、冠心病、乙肝、痛风、痤疮等。至于属于第三类的急重症，因涉及的治疗方法、手段相对比较复杂，将在以后的选题中专门予以安排。

当前，我国正处于医疗制度改革的关键阶段，实践中表现出的医改与中医药的亲和性更加凸显。中医药简便效廉的特点和人们对中医药的特殊感情，为中医药提供了更能施展才华的广阔舞台。调查显示，全国城乡居民中有90%以上的人表示愿意接受中医治疗，中医医疗服务的需求量已占据整个卫生服务需求量的1/3以上，中医药已成为我国人民防病、治病不可或缺的重要力量。人民的健康生存需要中医，民族的强大昌盛需要中医，国家的发展富强需要中医。但愿《常见病百家百方丛书》能给大众的防病治病带来一丝暖意，为人民的健康事业带来帮助。

2012年6月

编写说明

乙型病毒性肝炎（简称乙肝或乙型肝炎）是我国最严重的公共卫生问题之一。据调查，我国人群中有60%的人感染过乙肝病毒（HBV），10%的人为HBV表面抗原（HBsAg）携带者，每年乙肝新发人数约50万人，约占全国传染病发病总人数的1/4，部分乙肝病毒携带者还将发展为其他肝病、肝硬化，少部分慢性肝炎患者还会转变为肝癌。乙肝不仅严重影响人体健康，而且给家庭、社会造成沉重的经济负担。我国每年用于肝炎和肝病的医疗、保健费用高达1000多亿元，乙肝成为贫困地区因病致贫的一个重要因素。其实，乙肝只是一种普通疾病，但长期以来，乙肝病毒携带者在入托、入学、就业、婚姻等方面受到很大影响，引起一系列社会问题。因此，加强乙肝防治工作迫在眉睫。

《乙肝百家百方》旨在向读者介绍防治乙肝的有效临床验方与临证经验。本书由上下两篇组成。上篇概说简要介绍了中医、现代医学对乙肝的认识、古今名家治疗乙肝的要领及临证心得等内容。下篇百家验方重点介绍了中医药治疗乙肝及其并发症的临证妙方。本书具有如下特点：一是内容上强调新颖性、全面性，注意对本病的新认识、新成果，对西医诊治本病的现状作了简要的总结。二是实用性强，本书收取的都是在临床上验之有效的方剂，不仅详细说明其组成、功效、主治，而且有按语、辨证加减等内容，对于乙肝的治疗有重要的参考和指导价值。

本书适用于中西医临床人员、中医药科研人员、高等医药院校学生等，也适用于广大的慢性乙肝患者及基层医务人员参考。

本书在编写时得到了许多同仁及学者的帮助和支持，并提供了许多期刊、杂志和资料，在此致以真诚的谢意。由于我们水平有限，加之时间紧张，编写过程中难免有谬误之处，敬请同仁及广大读者提出宝贵意见，以便修订提高。

编 者

2012 年 6 月

上 篇 概 说

中医学对乙肝的认识 …………………………………… 3
现代医学对乙肝的认识 …………………………………… 8
古今名家治疗乙肝要领 …………………………………… 15
临证心得 …………………………………………………… 22

下 篇 百家验方

以胁痛为主 ………………………………………………… 29
　黄芪转阴方 ……………………………………………… 30
　护肝抗纤汤 ……………………………………………… 31
　自拟乙肝汤 ……………………………………………… 33
　温阳方 …………………………………………………… 35
　自拟星井散 ……………………………………………… 38

方名	页码
自拟柴芍丹	39
疏肝健脾活血汤	42
益气解毒汤	44
乙肝解毒汤	46
乙肝方	47
豆根紫草散加味	49
周仲英化肝解毒汤	52
毛德西肝达舒方	54
益肾解毒汤	56
舒肝解毒汤	59
宣肺健脾温肾汤	61
满天星灭澳汤	63
健脾泄浊汤	64
强肝解毒汤	66
祛毒复肝汤	68
二子八味汤	70
养肝健脾解毒汤	72
疏肝活血汤	74
舒肝解郁化瘀汤	76
益气凉血活血方	78
黄芪解毒活血汤	79
祛邪扶正汤	81
愈肝煎	83
愈肝汤	85
健脾化瘀汤	87
健脾解毒活血汤	89

解毒化瘀方	91
益肝汤	93
清消补肝汤	95
升降散	98
乙肝平	100
乙肝清毒扶正汤	101
茵蒽四逆散	103
乙肝汤	105
健脾益肾解毒活血汤	106
柔肝健脾方	108
益气活血解毒汤	110
扶正活血解毒祛湿汤	112
肝病一号	114
健脾益肾解毒汤	115
芪贞七莳散	117
疏肝实脾解毒汤	120
养肝活血解毒汤	122
益气清热煎	123
芦灵丸	125
益气养阴解毒汤	127
扶正解毒汤	129
扶正祛毒汤	131
扶正制毒汤	133
肝复煎	135
黄贯虎金汤	137
急乙肝合剂	139

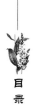

清肝解毒汤	141
转阴汤	143

以黄疸为主 … 146

板茵汤	146
加味茵陈汤	148
活血复肝汤	150
益气舒肝排毒汤	152
清肝解毒汤	154
自拟乙肝汤	156
强肝汤	158
清肝健脾解郁汤	160
清肝饮	162
乙肝方	164
乙肝康复汤	166
水桃十味汤	168
益肾解毒汤	170
培土抑木方	172
乙肝汤	174
肝炎灵汤	175
解毒疏肝理脾汤	177
扶正解毒汤	179
加味疏肝汤	181

以腹胀为主 … 183

疏肝运脾软煎汤	183
益肝降毒汤	186
舒肝健脾汤	187

水黄胶囊	189
三白扶正汤	191
乙肝丸	193
补肾解毒方	195
清肝解毒汤	197

以鼓胀为主
| 鳖甲三虫汤 | 199 |

以肝着为主 202
乙肝扶正散	202
乙肝转阴灵	204
三阳转阴汤	207
茵陈岩柏汤	208
扶正解毒散	210
解毒祛湿活血益气汤	212
六芍白虎汤	214
疏肝健脾解毒汤	215
养肝排毒汤	217

以失眠为主 220
| 安神汤 | 220 |

上篇

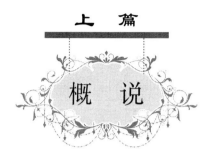

概 说

乙肝是一种严重危害人类生命健康的传染病。临床以食欲减退、恶心厌食、腹部胀痛不适、倦怠乏力、皮肤瘙痒、黄疸、肝脾肿大等为主要临床表现,部分患者可出现牙龈出血、便血、腹水或神志不清。近年来乙肝的研究发展迅速,乙型肝炎病毒(HBV)的形态结构、抗原组成、理化特性、实验动物模型、检测方法、流行病学研究以及疫苗的研制等都取得了显著的成就。但迄今为止,乙肝病毒感染的机制尚不完全清楚,国内外对乙肝和乙肝表面抗原阳性者的治疗尚未获得肯定有效的结果,乙肝仍是当今国际公认的防治难题。

中医学对乙肝的认识

一、历史源流

中医无"病毒性肝炎"病名，但有"黄疸"、"胁痛"、"积聚"、"鼓胀"、"疫毒"、"郁证"、"肝瘟"、"血证"等病症的记载与其类似。

两千多年前，《黄帝内经》就有了"五疫之至，皆相染易，无问大小，病状相似"的记载。宋·朱肱的《南阳活人书》中指出："人感疫病之气，故一岁之中，病无长少，率相似者，此则时行之气。"

明·吴有性的《温疫论》认为："凡邪所客，有行邪有伏邪。"又云："先伏而后行。"这符合乙肝的临床特点——感染后有一定的潜伏期，反复发作，也可以伏而不发，长期潜伏于体内，形成慢性乙型肝炎患者的病毒携带状态，故称之为"伏毒"。

近年来，对病毒性肝炎的病因已逐渐达成共识，即饮食不节（不洁）、劳倦过度、情志不遂、郁闷过度、饮酒过量为内因，外受湿热疫毒，内外合邪而致。重视"毒"邪在本病中的发病意义，同时又考虑到机体本身正气在疾病过程中的作

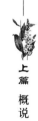

用,即"正气存内,邪不可干,邪之所凑,其气必虚"。

二、病因病机

(一) 病因

1. 伏毒

"伏毒"隶属"伏邪"范畴。伏邪学说源于《黄帝内经》,如《素问·生气通天论》说:"是以春伤于风,邪气留连,乃为洞泄。夏伤于暑,秋为痎疟。秋伤于湿,上逆而咳,发为痿厥。冬伤于寒,春必温病。"

"毒",通常亦称作"毒邪",毒生于邪,邪必含毒。毒是中医病因学中的概念之一,可指"存在于自然界中具有生物活性的一类致病因子"。"毒"的广义含义为"物之能害人痛苦者"。

乙肝病毒可长期蛰伏于肝脏,形成慢性病毒携带状态,而无异常的症状、体征及实验室检查指标。此种"伏毒"亦属"疫毒"范围,因感受不同的瘟疫毒邪(即所谓"气之不一"),导致各种不同的病毒性肝炎,具有各自的病机变化特点。而这种瘟疫毒邪又常与其他邪气,如湿、热、瘀等兼夹为患。故在临床表现上也复杂多变,虚实错杂,累及部位广泛。

2. 湿热

早在《金匮要略·黄疸病》就提出:"黄家所得,从湿得之。""湿热相搏,民病黄瘅(疸)",说明黄疸病的发生与湿热之邪密切相关。《景岳全书》云:"黄疸证,古人多言为湿热。"湿热之邪是肝胆病常见的致病因素,湿属阴邪,具有耗遏气机,损伤阳气的致病特点。热属阳邪,可伤津、动血、耗气、生风,扰乱心神。

乙肝在中医的病因学上具有湿邪为患的特点，原因有二：一是慢性乙肝的临床表现为发热，常为低热或潮热，身重体倦，脘腹满闷，纳呆，舌苔多腻，或白腻或黄腻，晚期出现水肿，腹水，尿少等。二是乙肝病毒侵入人体后，大多数发病缓慢，病程长而反复难愈，具有典型的湿性黏滞的特点。

3. 正虚

外因必须通过内因而起作用，正气不足是病毒性肝炎发病的内在原因。《黄帝内经》中说："正气存内，邪不可干。"虽然邪气的强弱是发病的重要因素，但是否发病与病后转归的关键仍取决于人体正气的强弱。

同样是一种病邪入侵，不同的个体就会表现出不同的证候：一是正强而邪不盛，不药而愈。正气强盛，抗病能力强，适逢邪气不太盛，在无任何表现的情况下，病毒被清除。二是正盛邪盛，急性发病。正气旺盛，邪气亦盛，感染邪气后呈急性发病过程，有明显临床症状，可在短时间内清除病毒，修复病理改变，不使病情迁延，预后好。三是正弱邪弱，病毒携带。若正气来复，病毒可被清除，临床自愈；若正气弱，病毒复制加强，造成肝损。四是正弱邪盛，转为慢性。由于人体正气不足，抗病能力弱，发病后正邪抗争反应不剧而转为慢性。

从以上的分析可以看出，"伏毒"是乙肝的基本病因，湿热瘀毒是慢性乙肝的临床表现特点，毒邪潜伏于血分是病毒携带的病理基础，阳热亢盛与阴血亏虚的体质决定发病的类型。

（二）病机

1. 毒邪入侵，发而为病

毒邪入侵人体引起乙肝发病，在疾病演变过程中表现为热、湿、瘀和正气不足的病理改变。而毒邪是病变的关键，不论在乙肝发病的早期、中期还是晚期，其临床表现都是毒邪作用的结果。热邪、湿邪、瘀邪在乙肝发病中都不是单独存在的，而是以热毒、湿毒、瘀毒等形式出现。

乙肝病毒有发热、蕴湿、生瘀的特性。热邪多影响肝胆，以血分病变为主；湿邪多影响脾胃，以气分病变为主。热毒病变急，湿毒病变缓，无论热邪或是湿邪侵袭，皆可导致瘀毒产生，此时毒邪从无形变为有形，日久深伏不去损伤正气，使乙肝病情缠绵，变化多端，症状复杂，难以根治。

2. 肝失疏泄，致生黄疸

毒邪留滞，影响气机调畅，可致肝失疏泄；木郁犯土，脾失健运，生湿酿浊，湿浊可以阻滞气机，影响肝之疏泄功能。气为血之帅，气行则血行，气滞则血瘀，阻于经络，气不得行。胆汁为肝之余气生成，靠肝的疏泄功能使其排泄通畅，若肝失疏泄，胆汁不能正常排泄，溢于肌肤，则生黄疸。根据患者体质不同，阳气不足，湿从寒化，寒湿交结，酿为寒湿，发为阴黄；阳气有余，湿从热化，酿为湿热，发为阳黄。

3. 肝郁脾虚，脾胃失健

肝脾之气本相通，一荣则俱荣，一伤则俱伤，在生理上相互为用，在病理上相互影响。乙肝在临床上既可见到肝郁的症状，如精神抑郁，胁肋胀痛或乳房、少腹胀痛，又可见到脾虚的症状，如纳差，恶心，腹胀，便溏等。

4. 毒邪久留，耗气伤阴

随着病情的迁延，易出现乏力，口干舌燥，渴不多饮，舌红，苔剥等症。毒邪不仅易伤阴，同时也易耗气。毒邪具火热之性，最易损伤阴液。而气与津液、血液关系密切。气能生津，气能生血，津与血皆能载气，气须依附于津血而存在、运行。乙肝病毒损伤阴分以伤津为主。

5. 正虚邪恋，病呈慢性

毒邪潜入，与湿、痰、瘀互结，湿热瘀毒留于肝脏，损伤肝体，继则困脾，亦可扰心，终至伤肾，形成"邪侵而正虚，正虚而邪恋"的病机。正虚主要是肝脾肾亏虚，邪实主要是肝郁、湿热、血瘀。

现代医学对乙肝的认识

一、乙肝的分类

乙肝分为急性乙肝和慢性乙肝。

(一) 急性乙肝

急性乙肝患者是指过去一直没有感染过乙肝病毒,以往化验"两对半"(乙肝五项)都是阴性,现突然有明显的消化道症状,如食欲不振、恶心、呕吐、厌油腻、腹胀、腹泻等;肝功能有明显改变,转氨酶大幅度升高,尿黄,甚至出现目黄及皮肤黄;血清免疫学检测,发现有乙肝病毒标志物,如 HBsAg 阳性、HBeAg 阳性、抗-HBc 阳性等,这样的患者可以诊断为急性乙肝。

(二) 慢性乙肝

慢性乙肝病毒感染的自然病程漫长,可持续 30~50 年。期间可分为免疫耐受期、免疫清除期和非活动或低(非)复制期。

1. 免疫耐受期

特点是乙肝病毒(HBV)复制活跃,HBV DNA 滴度较高

（>105拷贝/ml），血清HBsAg和HBeAg阳性，血清丙氨酸氨基转移酶（ALT）水平正常，肝组织学无明显异常，这也是我们常常见到的慢性HBV携带者。

2. **免疫清除期**

表现为血清ALT及天门冬氨酸氨基转移酶（AST）持续或间歇升高，肝组织学有坏死炎症等表现，HBV DNA滴度>105拷贝/ml，但一般低于免疫耐受期，这是通常所说的慢性肝炎。

3. **非活动或低（非）复制期**

表现为ALT和AST水平正常，肝组织学无明显炎症；HBV DNA检测不到（PCR法）或低于检测下限，HBeAg阴性，抗-HBe阳性，这部分患者成为非活动性HBsAg携带状态。

慢性乙肝患者中，肝硬化失代偿的年发生率约为3%，5年累计发生率约为16%。慢性乙肝、代偿期和失代偿期肝硬化的5年病死率分别为0%~2%、14%~20%和70%~86%。肝硬化者5年肝癌的发生率为6%~15%。在6岁以前受感染的人群中，约25%在成年时将发展成肝硬化和原发性肝癌。

因此，对于慢性HBV感染者最终的转归大致有以下三种情况：终生携带病毒不发病；或转为慢性乙肝；或进一步发展成肝硬化、肝癌。由于慢性感染时病情常常隐匿，不易被发觉，即使有些不适，如不想吃饭、精神差、乏力或恶心等亦不被引起注意，常常在病情严重时才来就诊，可能这时已经失去了许多治疗机会，所以我们强调在发现有HBV感染后要定期做相应的检查。

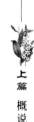

二、乙肝的病因

现代医学认为,乙肝是由于乙肝病毒或感染病毒的肝细胞和宿主免疫系统之间相互作用引起的慢性肝损伤。有学者提出细胞免疫缺陷或功能不全是引起慢性肝炎的主要原因。现代生物技术研究表明,HBV 持续感染复制,引起肝细胞损害,是慢性肝病活动的直接原因。

三、乙肝的主要症状

1. 全身症状

乙肝患者常感到体力不支,容易疲劳,打不起精神,其原因可能是肝功能受损,进食减少,食物消化吸收障碍,营养物质摄入不足。另一方面是由于炎症,消耗增加。第三个方面可能是乙肝引起的精神和心理上的压力,影响休息和睡眠,失眠、多梦等都可能与此有关。

2. 消化道症状

肝脏是重要的消化器官,肝脏分泌的胆汁是食物消化所必需的。肝炎时,胆汁分泌减少,影响食物的消化和吸收。肝脏的炎症还可能引起肝窦的血流障碍,导致胃肠道的充血水肿,影响食物的消化和吸收。因此,乙肝常出现食欲不振,恶心,厌油,上腹部不适,腹胀等。

3. 黄疸

肝脏是胆红素代谢的中枢,病情较重时,由于胆红素的摄取、结合、分泌、排泄等障碍,血液中胆红素浓度增高,促使胆红素从尿液排出,使尿液颜色变深,这是黄疸最早的表现。

4. **肝区疼痛**

肝脏内部缺乏痛觉神经，乙肝患者一般没有剧烈的疼痛。但肝的表面有一层很薄的膜，称肝包膜。肝包膜上有痛觉神经分布，当肝脏发炎肿大时，肝包膜紧张，痛觉神经受刺激，因而部分患者可有右上腹、右季肋部不适，隐痛。如果疼痛剧烈，还要注意胆道疾病、肝癌、胃肠疾病的可能性，以免误诊。

5. **肝脾肿大**

由于炎症、充血、水肿、胆汁淤积，乙肝患者常有肝脏肿大。如果慢性炎症期不愈，反复发作，肝内纤维结缔组织增生，肝脏质地变硬。晚期由于大量肝细胞破坏，纤维组织收缩，肝脏可缩小。急性肝炎或慢性肝炎早期，脾脏多无明显肿大，以后可因脾脏网状内皮系统增生，以及门静脉高压，脾脏淤血，引起脾脏肿大。持续性、进行性脾脏肿大提示肝硬化。

6. **肝外表现**

不少慢性肝炎，特别是肝硬化患者有面色黝黑晦暗，手掌大、小鱼际显著充血（称肝掌），蜘蛛痣等表现。

四、乙肝的检测项目

目前国内多数医院开展的乙型肝炎血清检测项目有以下几种：①乙肝五项。②肝功能检查。③HBV DNA。④DNA-P。

1. **乙肝五项**

乙肝五项（俗称"两对半"）包括 HBsAg（表面抗原），抗-HBs（表面抗体），HBeAg（e抗原），抗-HBe（e抗体），抗-HBc（核心抗体），是最常用的乙肝病毒学指标。

HBsAg	抗-HBs	HBeAg	抗-HBe	抗-HBc	分析
-	-			-	未被感染,建议注射乙肝疫苗
-	+			-/+	已注射疫苗或曾感染已痊愈
+		+		+	急性感染或慢性感染,体内有乙肝病毒,传染性强,俗称"大三阳"
+			+	+	急性感染或慢性感染,体内有乙肝病毒,传染性弱,俗称"小三阳"

2. 肝功能检查

（1）血清转氨酶：包括丙氨酸氨基转移酶（ALT）和天门冬氨酸氨基转移酶（AST）。血清转氨酶的正常值＜40U/L（赖氏法）。它广泛存在于人体的肝、心、骨骼、肾、胰、肺等组织中，但以肝细胞含量最高。因此当人体免疫系统功能紊乱，对体内的乙型肝炎病毒产生免疫反应而导致肝细胞肿胀或坏死时，肝细胞内的转氨酶就进入血中，从而引起血清中转氨酶的升高。其中ALT升高有助于早期急性肝炎和慢性活动性肝炎的诊断以及对病情的评估，对轻型、隐性感染、潜伏期肝炎病例的发现亦有一定价值，在临床中最常应用。

（2）血清蛋白：通过白、球蛋白的定量分析，如白/球（A/G）比值下降，甚至倒置，反映肝功能显著下降。因此，A/G比值的测定有助于慢性活动性肝炎和肝硬化的诊断。

(3) 胆色素：血清胆红素升高与肝细胞坏死程度相关。

3. HBV DNA

HBV DNA 是 HBV 的遗传物质，一般在 HBV 感染后 6 周出现，是急性和慢性感染者病毒复制的标志。在感染者的血清中检测到 HBV DNA 表明 HBV 感染，血清 HBV DNA 水平较低的患者对抗病毒治疗的反应相对较好。目前作为 HBV 增殖复制的判断指标优于 DNA－P、HBeAg 等的检测。

4. DNA－P

DNA－P 是考核某些治疗乙肝药物的良好指标，任何药物或消毒剂若能抑制 DNA－P 的活性就意味着能抑制 HBV 的复制。

五、乙肝的诊断

1. 临床表现

近期出现食欲减退、低热、恶心、乏力、肝区痛而无其他原因可解释者，体检有肝肿大伴触痛及叩击痛。

2. 实验室检查

单有病毒学指标阳性并不能诊断乙肝，必须同时伴有肝功能异常，如血清转氨酶的升高，或既往有过转氨酶的异常，否则只能称之为"无症状乙肝病毒携带者"。

六、西医治疗方法

为了攻克危害人类健康的乙肝，国内外医药科技工作者倾注了满腔心血，投入了大量人力物力，研制抗乙肝病毒药物。如今，临床上治疗乙肝的药物已经经历了嘌呤核苷类药物、无环鸟苷类药物、新一代核苷类制剂等阶段。现主要介绍具有代表性的方法和药物。

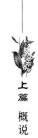

1. 抗病毒治疗

（1）干扰素（Interferon，IFN）：干扰素-α是目前公认的治疗慢性乙肝的一线药物。当前常用的干扰素制剂有：α-2bIFN（安达芬），α-2a（罗扰素，因特芬），α-1bIFN（赛若金），α-co（干复津）。

（2）核苷类似物：主要有拉米夫定和泛昔洛韦：①拉米夫定可迅速抑制 HBV DNA 复制，治疗 4 周血清 HBV DNA 水平下降 90% 以上，治疗 3 个月血清 HBV DNA 阴转率达 85%，治疗 52 周血清 HBV DHA 阴转率仍达 72%。另外，拉米夫定尚有改善肝功能，改善肝脏组织学等作用。②泛昔洛韦对 ALT 升高和 HBV DNA 低水平的病例疗效较好。

2. 免疫治疗

胸腺素-α1（T-α1，日达仙）：T-α1 是一大类调节免疫功能的激素，T-α1 的生物活性为促进 T 淋巴细胞分化与成熟，因此 T-α1 具有很强的提高细胞免疫功能的作用，从而提高机体清除病原的能力。

3. 基因治疗

（1）反义 RNA 技术：反义寡核苷酸具有精确的选择性和高度特异性，有明显抑制病毒复制的作用，被认为是一种理想的基因靶向治疗药物。体外试验已证明，反义核苷酸能特异地抑制 HBV DNA 的复制。

（2）基因疫苗：基因疫苗既可诱生中和抗体，又可有效地诱生 TC 细胞，通过直接杀伤及释放细胞因子等机制，清除已被感染的宿主细胞，因而可用于治疗病毒的慢性感染。

古今名家治疗乙肝要领

一、古代中医文献对本病的论述

中医古籍中无"肝炎"病名,但根据其发病特点、临床表现,可将黄疸性肝炎归于"黄疸"病范畴,无黄疸性肝炎则属于"胁痛"、"肝着"、"郁证"的范畴。

对于黄疸的治疗,张仲景确立了"诸病黄家,但利其小便"的原则,开创了清热利湿,泄热通腑,淡渗利尿,解表清里,和解枢机,健脾益肾等治疗方法。

元代的罗天益根据黄疸的症状,将其分为阴黄和阳黄两大类。张景岳则进一步论述了阴黄和阳黄的证治。李梴在《医学入门·黄疸》中也论述了内虚发黄与食积发黄。王肯堂则认为黄疸证治分新久虚实。

对于瘀血发黄古代医家也有一定的认识。《明医指掌·黄疸五》中论述了"瘀血发黄则发热,小便自利,大便反黑,脉芤涩",现代临床对此证常用膈下逐瘀汤治疗。总之,黄疸的辨证论治,当以罗天益《卫生宝鉴》的阴阳两大证型为纲,以《伤寒论》、《诸病源候论》、《圣济总录》等九疸、三十六黄适当取舍为目,集天人合一,脏腑经络,素体禀赋,病因病

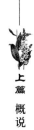

机、脉象舌象等辨证论治，以求切合临证之实用。

胁痛最早见于《黄帝内经》，至宋、元以后成为一个独立的症候体系，明清时期得到了极大的补充。胁痛一般以其证候类别、疼痛性质及部位为鉴别要点，结合临床分型论治。

对于胁痛的治疗，张仲景认为邪郁少阳用小柴胡汤，而"胁下偏痛发热，其脉弦紧，此寒也，以温药下之，宜大黄附子汤"。朱丹溪认为黄疸火盛者用当归龙荟丸，痰浊流注者用二陈汤加减。张介宾认为胁痛胀满烦热者，宜化肝煎；因惊气逆，胁痛不已者，用桂枝散；痰饮停伏者用导痰汤加白芥子；外伤胁痛者用复元活血汤；肝脾血虚者用逍遥散；肝肾亏虚者用补肝散；肾经亏损用左归饮、大补元煎等。

沈金鳌认为，气郁者宜沉香降气散、枳壳散；气滞血瘀者用桃仁承气汤。

叶天士指出久病必瘀，注重调理气血，并根据寒热虚实不同分别采用辛温通络，甘缓理虚，温柔通补，辛泄宣瘀等方法。

"肝着"一病出自《金匮要略·五脏风寒积聚病脉证并治》篇。本病因肝气瘀滞，着而不行所致，症见胸胁痞闷不舒，或胀痛，用手按捺捶击稍舒，并喜热饮等。治宜行血散滞，通阳活血。《金匮要略》云："肝着，其人常欲蹈其胸上，先未苦时，但欲饮热，旋覆花汤主之。"现代中医诊断学将中西医病名标准化统一，慢性乙肝中医病名定为肝着。即"因肝热病，肝瘟等之后，肝脏气血郁滞，着而不行。以右胁痛，右胁下肿块，用手按捺捶击稍舒，肝功能异常等为主要表现的内脏胀（着）病类疾病"。

二、现代中医名家对本病的论述

周仲英教授认为,导致肝炎的病邪类同湿热,但它除具有一般湿热的特征之外,尚具有"疫毒"的一些特点,即具有一定的传染性和以损害肝脏为主的特适性。这种特殊的湿热疫毒之邪,又有偏热偏湿和疫性强弱的不同。无症状乙肝患者虽无明显的肝炎症状,但大多有较长的病史。根据其临床表现可分为两类,一类具有面色少华,苔白厚腻,脉沉无力或弦缓濡弱等表现,病机特点是正虚毒郁。所谓正虚,主要是脾肾气弱;所谓毒郁,主要是湿热瘀毒未尽,以正虚为主。另一类体质不弱,面色如常,舌质红或暗,苔黄薄或腻,脉弦滑有力,其主要病机为湿热瘀毒侵入脏腑,暗耗气血,以邪实为主。根据临床症状分为正虚毒郁型和湿热瘀毒型进行治疗。

姜良铎根据肝的生理病理特点,以柔润为大法,疏肝、清肝、柔肝、养肝相结合,体用并治,柔润以养肝。常以一贯煎加减,用北沙参、生熟地黄、麦冬、枸杞子、黄精、石斛、五味子等甘润而不滋腻之品。对于肝郁化火者不轻易泻火伐肝,而注重育阴潜阳。润法常选用酸枣仁、山茱萸、白芍、五味子等酸甘以化阴,通补以调肝。对肝气郁结患者非常注意选用理气而不伤阴的疏肝理气药,多以小柴胡汤加减。补法用滋水清肝饮加减。

陈扬荣教授认为,慢性乙肝湿热已退居相对次要地位,甚至表现出无湿无热,而以气虚或阴虚为主。慢性乙肝的发病过程中病毒的持续感染是病理因素,正气不足、阴津亏损是病理基础,瘀血阻滞是病理产物,四者之间互为因果,直接影响本病的发展、变化和转归。正气不足是慢性乙肝发生的内在因

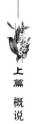

素，乙肝病毒的侵入是发病的必要条件，故益气养阴治本的同时，必须抵制或杀灭乙肝病毒，因此解毒是治疗慢性乙肝的关键。清热解毒可顿挫毒邪鸱张之势，同时可以防止壮火食气，热毒耗阴，以保护正气。

龚锡曾根据多年的临床经验认为，单纯 HBeAg 阳性的中医病机为正虚邪伏。脾肾两虚为本，湿热邪毒蕴伏为标，病属中期阶段。早期感受湿热之邪，郁而不达，蕴结在里，气机阻滞，血行不畅，羁留日久，脏腑失和，导致气血瘀滞，脾肾亏虚，为虚实夹杂之证，应以益气化湿健脾补肾为治疗原则。针对慢性乙肝活动期，应以清热解毒活血理气治疗，在任何阶段的肝病治疗中，除针对主要病理外，都不可忽视活血化瘀的治法。

刘国强教授认为，乙肝的辨证施治注重祛除湿邪，攻下以利排除毒素。临床施治过程中，对于阻塞性黄疸性肝炎及其他肝脏炎症病变有转氨酶升高者，除辨证施治外，针对转氨酶升高加用垂盆草和地耳草，常常取得较好的疗效。

罗本清主任中医师认为，乙型肝炎的病位在脾（肾）、肝（胆），尤以脾为主。"见肝之病，知肝传脾，当先实脾"，其病机以肝郁脾虚为本，湿热疫毒内侵为标。湿热疫毒之邪久恋，除耗伤人体正气外，还引起脏腑组织的功能失调，产生诸如痰浊、瘀血等病理产物，进一步加重病理演变过程，形成虚实夹杂的证候。湿热疫毒深伏血分，病久正气更伤，对乙肝来说，主要矛盾是正气虚。在临床上，罗主任主张中西医结合，西医首先抗病毒治疗，中医则用解毒之法以逐邪；西医主张控制活动性炎症、改善肝功能，中医则用清热利湿之法；西医调控免疫，中医益气健脾、滋肝补肾而保护肝细胞、提高机体免疫能力；西医远期治疗目标在于抗纤维化，防止演变为肝硬化，中医则采用活血化瘀、软坚散结之法，以达到防止久病入络发生变证的目的。

钱英教授强调重视"肝体阴而用阳"，提倡"体用同调"。针对慢性重型肝炎本虚标实的病理反应，提出扶正、祛邪同时进行。采用"截断法"和"逆流挽舟法"进行治疗，"截断法"即早期截断病情向恶化发展，主要是祛邪；"逆流挽舟法"即早期调肝，以补肝为主，主要是扶正。注重早期清肝疏肝，中期调肝理肝，后期养肝柔肝。

石海澄老中医认为，慢性乙肝是邪气微弱，内伏肝脾，日损肝脾。肝损则疏泄失常，肝气郁结，横逆犯脾。脾损则脾失健运，湿浊内生，阻滞中焦。肝气郁结，气机不畅，气不行血，则气滞血瘀。湿浊中阻，久而不去，浸淫血分，或久病入络，则血脉瘀阻。脾损则生化不足，气血亏虚，正虚邪恋，则病势缠绵，经久难愈。久之则湿瘀胶结不化，演变成肝硬化。肝肾同源，脾为后天之本，肾为先天之本，肝脾受损日久，则及肾而导致肾虚。治疗当审证求因，实脾滋肾，改善体质固其本，理气活血化湿、消其产物以防其变。

李勇认为，乙肝病毒是"杂气"的一种，就乙肝的疾病演变规律与临床特点而言，其"杂气"的性质属于湿毒，基本病机为湿毒内蕴、肝脾同病。其总体演变规律为：湿毒之邪久踞体内，病变由脾失运化，肝失疏泄，依素体差异和生存条件的不同，进而演变或为脾虚湿盛、肝热血瘀；或为湿毒炽盛、扰营入血。久则脉络瘀阻，瘀血内生，以致气、血、痰、湿互结于胁下；或影响水液代谢形成鼓胀；或因气血无源生化，肝血不足，精血不化，以致肝肾阴虚；或脾阳不足，肾阳衰微，以致脾肾阳虚。整个病变的发展由气及血、由阳入阴、由中焦到下焦，并且"湿毒"之邪贯穿于疾病的始终。

徐学义教授认为，乙肝的治疗应分为三个阶段，自创了乙肝治疗"三步法"。第一阶段：乙肝"大三阳"阶段及"小三阳"并转氨酶严重升高，治疗上当以清热解毒为主。第二阶段："小三阳"并转氨酶较高，当注重尽快恢复脾胃功能，以健脾补气为主。第三阶段：乙肝病毒携带阶段，在此阶段乙肝病毒的复制缓慢或处于休眠期，传染性较小或不具传染性，临床上多无明显症状，肝功能多数正常（或处于肝功能恢复阶段），为了进一步巩固疗效，避免病毒复燃，治疗上当以补益肝肾为首选。

赵文霞教授认为，"肝主疏泄"、"肝病多郁"，对于肝病的治疗当以疏肝理气为先，但理气药物多辛温香燥，易耗气伤阴。而肝脏"体阴而用阳"，故治疗用药应顺应肝脏生理特点，宜轻疏细润，不可图急功而弄巧成拙。应以疏肝为先，疏肝不应，降肺取效，同时兼用调理脾胃和活血化瘀。

华伦荣集多年经验对慢性乙肝治疗强调：肝经气郁，疏之不应，宜运脾化湿；消瘀散结，通之不效，宜扶正固本。中西合参，仍需辨证用药，需中医辨证丝丝入扣于现代医学辨病的结果，方不失中医辨证施治之精髓。

薛江涛等参阅中医经典，结合现代医学检测法，吸取各家经验，强调治肝之法莫过于清、通、消、补：清法是用寒凉药以达清热解毒，泻火凉血；通法是攻逐体内瘀滞，通泻二便；消法是用消导消散、软坚化积等药物排除体内有害物质；补法是用补益药扶助或调整脏腑功能，以充实体内阴阳气血不足。

王灵台教授认为，部分慢性乙肝患者除有湿热症状外，尚有肾虚，间或尚有命门之火不足的表现，如面无华，神情委顿，眩晕耳鸣，腰酸膝软，阳痿遗精或带下清稀，甚或形寒畏冷或月经失调等，舌象可见舌苔薄白，舌质淡胖，边有齿印，脉细滑。部分乙肝病毒携带者，除乏力、腰酸外无其他主诉。慢性乙肝病情缠绵，病程较长，患者感染的乙肝病毒旷日持久，必然暗耗肾精，故王教授提出了益肾温肾为主，清化湿热为辅的扶正祛邪治疗原则。

杨少山常用五法加减治疗乙肝：清热利湿和胃法，用于慢性乙肝的初期或活动期，以肝胆湿热蕴毒为主，选用茵陈、焦山栀、黄连、黄芩、板蓝根、制大黄、炒薏苡仁、柴胡、炒白芍；疏肝健脾和胃法，主要用于肝郁脾虚者，选用柴胡、白芍、炙甘草、茯苓、炒白术、炒薏苡仁、绿梅花；疏肝活血和胃法，用于肝郁血瘀，选用柴胡、白芍、炒枳壳、厚朴花、桃仁、红花、丹参、郁金、延胡索、木香、香附；养阴疏肝和胃法，用于肝病日久伤阴者，选用北沙参、太子参、白芍、玉竹、麦冬、川楝子、石斛、天花粉、玫瑰花；滋阴平肝和胃法，用于肝肾不足，阴不敛阳者，选用熟地黄、山茱萸、山药、茯苓、丹皮、泽泻、天麻、钩藤、桑寄生、枸杞子、女贞子、旱莲草。

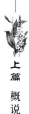

临证心得

中医药治疗乙肝有很好的效果，疗效肯定。医疗工作者在治疗乙肝时，进行了认真的总结和实践。尽管对乙肝的机理认识和治疗上还不太一致，但普遍认为乙肝为湿热疫毒，侵入人体，隐伏于肝及血脉，滞留血分，引起脏腑失调和虚损。肝受邪扰，疏泄失常，气机郁滞，血流不畅，滞而为瘀。湿邪损伤阳气，热毒耗伤阴血，乙肝日久遂致气血阴阳亏虚。肝气郁滞，郁而化火，内耗肝阴，肝肾同源，穷必及肾，形成肝肾阴虚。邪入于肝，抑郁肝木，势必乘土，脾失健运，痰湿内生。脾气虚弱，日久阳气不足，累及于肾，发展为脾肾阳虚。

总之，乙肝病位主要在肝及血脉，与脾肾密切相关。病理因素为热毒、气滞、瘀血和痰湿。初起以邪实为主；日久正气亏虚，不能驱邪外出，正邪相争，长期对峙，使病情迁延难愈，形成慢性。乙肝的发展过程中始终存在不同程度的正虚邪实状况。

一、解毒贯穿始终

乙肝为感染毒邪所致，正不能驱邪外出，导致邪气留滞，乙肝迁延慢性化。若机体能驱毒外出，则疾病向愈。故在治疗过程中，无论病位在气在血，病性是虚是实，皆不忘解毒。可用垂盆草、鸡骨草、半边莲、白花蛇舌草、苦参、蒲公英、虎杖、贯众、茵陈、栀子、夏枯草、大黄、野菊花、仙鹤草、天葵子、玄参、升麻、重楼等药。

二、祛邪重于扶正

乙肝的发病过程中，毒邪乃致病之根本，急性期固属邪实，即使迁延转为慢性，耗伤正气，但邪毒尚在。求因论治，当采用清除毒邪之针对性方药，祛邪以扶正，避免误补助邪。如见正虚，亦当祛邪与扶正并行。在肝功能复常，HBV DNA 转阴，"两对半"转阴的巩固阶段，虽以扶正为主，但亦不宜纯补，以免恋邪。因湿热疫毒胶结不解，日久导致邪实正虚，疾病难愈。湿热之邪不易速去，若见身倦困重、脚软无力等"假虚"之象时，切勿过早使用补药，过早用补，往往使毒邪复炽，湿热之邪胶结难解。

三、清热重于化湿

乙肝的临床表现以热毒内蕴者为多，此因毒邪本具火热之性，病久肝气郁可化火，湿邪蕴久生热，故常热重于湿，治应清解热毒为主，化湿为辅，针对具体病情，酌情组方配药。但须注意清热不可过于苦寒伤中，抑遏脾阳，选药应与急性黄疸性肝炎湿热重、正气不虚者有别。化湿不可滥予温热燥烈，以免耗伤肝阴。

四、调养重于温补

乙肝久延可致肝脾不调，进而肝脾两伤，故治当调养。但热毒瘀滞，伤阴耗血者多，伤气损阳者少。为此，用药又应以

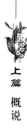

平补柔养为主，但应防甘温补气助热，特别要慎用温补肾阳之剂，以免促使湿热再度复燃。毒邪易伤阴血，一般而言，多以养阴为主，补气为次。常用药物：何首乌、制黄精、枸杞子、生地黄、熟地黄、女贞子、麦冬、天冬、南沙参、北沙参、太子参、冬虫夏草等。

五、温阳透毒外出

乙肝病毒是一种具有抑制阳气，易于深入营血、脏腑和经脉，缠绵难去的湿热毒邪。乙肝伏毒阻遏阳气，阳气不得升发，毒邪长期留滞，损伤脏腑，变生多种病理产物，形成湿热瘀毒。此时虽重用燥湿、理湿、化湿方药，疗效恐难全收，若佐用少量温阳药，意在开达盘踞在体内的毒邪，促其速溃而解。肾为阳气之根，在肾阳温煦鼓舞下，肝阳得以疏泄气血，脾阳得以斡旋上下，生化气血，整个脏腑功能在元阳鼓舞下呈现勃勃生机。若阳气不足，气血运行必滞，复加毒邪，脏腑活动趋向僵滞，因此应将温补助阳通阳以助解毒透毒作为治疗慢性乙肝的重要方法。常用肉桂、淫羊藿、菟丝子、肉苁蓉、补骨脂、山茱萸、鹿角片等药。

六、疏肝解郁为本

肝为风木之脏，主升发，喜条达，故乙肝病机应注重一个"郁"字。湿热瘀毒留滞肝脏，则肝失疏泄，气机郁滞，升降失度；纳呆、腹胀、倦怠乏力，为脾气不升；恶心呕吐、嗳气、厌油，为胃气不降；心烦易怒，或郁闷沮丧，为肝气不舒或肝郁化火所致。日久肝郁乘脾，气滞血瘀，湿热为之熏蒸，邪毒为之嚣张，阳气为之亏损，阴液为之耗伤，病理传变由实致虚，由郁致瘀。在所有的处方中，柴胡使用频率甚高，一则柴胡入肝经，取引经之意；二者柴胡能疏肝解郁，切中乙肝肝气郁结之机。

七、治血重于治气

由于乙肝的迁延易形成慢性化，久病入血，邪毒从气分进入血分，湿热与血互结，表现为血热与血瘀并见，故宜凉血和血，凉血以解毒，和血以化瘀，同时兼以清泄气分之热。常用的活血化瘀药有：生地黄、丹皮、赤芍、丹参、郁金、姜黄、当归等，其中尤重赤芍、丹参。《本草纲目》记载："赤芍散邪，能行血中之滞。"其味苦能泻毒，味酸入肝，凉血散邪。药理研究表明，用赤芍则活血化瘀之力增强，不仅改善肝脏的微循环，减轻肝细胞的坏死，并可抑制肝组织纤维化。

八、疏肝不忘利胆

肝胆互为表里，密切相关。肝的疏泄功能失调，则胆汁代谢发生异常，不循常道，溢于脉外，发生黄疸，浸淫肌肤则身目发黄，下流膀胱则尿黄。正如《景岳全书·黄疸》所说："胆伤则胆气败而胆液泄。"利胆有利于疏肝，故在运用疏肝法的同时，应注意利胆法。

九、治湿分别三焦

喻嘉言指出："上焦如雾，升而逐之，兼以解毒；中焦如沤，疏而逐之，兼以解毒；下焦如渎，决而逐之，兼以解毒。"湿在中上二焦，取辛温芳香，轻扬宣透之品，可选藿香、苏叶梗等；湿在中焦，宜辛温开郁，苦温燥湿，可选苍术、厚朴、半夏、佩兰等；湿在下焦，则需淡渗利湿，可选猪苓、茯苓、泽泻、车前子、通草、荷叶等。

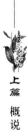

下 篇

百家验方

乙肝病情复杂,临床表现多样,加之中医本无乙肝的病名记载。故本篇根据乙肝的主要临床表现进行归类,以便阐述。

以胁痛为主

胁痛是以一侧或两侧胁肋部疼痛为主要表现，在临床上比较多见。

乙肝患者早期都以胁痛为主要表现，患者常常伴有腹胀、嗳气、急躁易怒、口苦纳呆、厌食恶心等症状。

中医认为，胁痛多因情志不遂、饮食不节，使肝络失和所致。其病理变化可归结为"不通则痛"、"不荣则痛"两类。其病理性质有虚实之分，因肝郁气滞、瘀血停着、湿热蕴结所致者多属实证，是为"不通则痛"。而阴血不足，肝络失养所致者则为虚证，属"不荣则痛"。

一般说来，胁痛初病在气，由肝郁气滞，气机不畅而致。气为血帅，气行则血行，故气滞日久，血行不畅，其病变由气滞转变为血瘀，或气滞血瘀并见。气滞日久，易于化火伤阴；因饮食所伤，肝胆湿热所致之胁痛，日久亦可耗液伤津，皆可致肝阴耗伤，脉络失养，而转化为虚证或虚实夹杂证。

黄芪转阴方

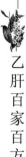

【方源】

《黄芪转阴方治疗乙型肝炎84例》[李胜明,等.实用中医药杂志,2004,20(11):629]。

【组成】

黄芪、茵陈各30g,薏苡仁、丹参、赤芍、板蓝根各20g,白术、黄精、淫羊藿、虎杖、连翘、猪苓各10g,甘草5g。

每日1剂,水煎2次,分早中晚3次服。肝功能正常后,改为2日1剂,30剂为1个疗程。

【功效】

清热利湿,解毒活血。

【验案】

余某,女,40岁。

主诉:胁胀胸痞,厌油,纳呆,乏力6个月,逐渐加重,并身目发黄,呕吐5天。

检查:神萎,苔白厚腻。查体:于右肋缘下可扪及肿大肝脏。肝功能及乙肝五项:ALT 200U/L,HBsAg(+),抗-HBc(+)及HBeAg(+)。

中医诊断:胁痛。

西医诊断:乙型肝炎。

治则：健脾补肾，清热利湿，解毒活血。

方药：黄芪转阴方加藿香、半夏，每日1剂，煎服。同时输液支持保肝治疗。

二诊：1个月后精神好转，肝功能正常，乙肝五项无改变，继续用本方加减治疗。

三诊：4个疗程结束时，乙肝五项除抗-HBs阳性，其余均为阴性，肝肿大已恢复正常（B超复查），告愈。至今未复发。

【按语】

黄芪转阴方中黄芪、黄精、淫羊藿补肾，恢复人体正常生理功能。现代药理证明，黄芪、黄精、淫羊藿可增强人体免疫功能，黄芪能诱生干扰素，黄芪、黄精还可增强血清蛋白，对人体有很好的保护作用。白术、薏苡仁、猪苓健脾利湿，助黄芪健脾，恢复脾胃正常运化功能。茵陈、虎杖、板蓝根、连翘清热解毒，消除致病之因。丹参、赤芍活血祛瘀，现代药理证明丹参、赤芍可以改善肝脏微循环，促进肝细胞再生，保护肝脏。

诸药合用，集健脾补肾，清热利湿，解毒活血于一方，不仅可提高人体免疫功能，改善肝脏微循环，促进肝细胞再生，保护肝脏，而且对乙肝病毒有很好的抑制作用。

护肝抗纤汤

【方源】

《护肝抗纤汤治疗慢性肝炎肝纤维化30例》[赖平芳．陕西中医学院学报，2004，27（2）：23-24］。

【组成】

黄芪30g，白术15g，茯苓15g，鳖甲20g，丹参20g，白芍15g，赤芍15g，当归15g，重楼15g，柴胡10g。

每日1剂，水煎，早晚2次分服，2个月为1个疗程。

【功效】

活血化瘀，护肝行气。主治慢性肝炎肝纤维化。

【验案】

张某，男，42岁。

主诉：肝区不适，乏力，纳差10年，近月加重。

病史：有乙型肝炎病史10年。

检查：患者面色晦暗，巩膜轻度黄染，舌质淡，边有瘀点，苔白腻，脉沉弱。肝功能：ALT 96U/L，AST 72U/L，总胆红素（TBIL）58μmol/L，结合胆红素（DBIL）28μmol/L。乙肝五项："小三阳"。肝纤维化指标：HA（透明质酸酶）268ng/ml，CG（肝胆酸）2.02ng/ml，LN（层粘连蛋白）178ng/ml。

中医诊断：胁痛（脾虚肝郁，气滞血瘀）。

西医诊断：慢性乙型肝炎，肝纤维化。

治则：健脾疏肝，活血散瘀。

方药：护肝抗纤汤加郁金、桃仁、香附等。每日1剂，水煎，早晚分服，2个月为1个疗程。

二诊：治疗两个疗程后，临床症状明显好转，面色红润，乏力、纳差症状消失，舌质红，苔薄白，脉沉有力。再次检查肝功能已恢复正常，肝纤维化各项指标比治疗后明显降低（HA 128.31ng/ml，CG 1.89ng/ml、LN 128ng/ml）。随访半年，病情稳定。

【按语】

护肝抗纤汤采用丹参、当归、赤芍活血化瘀，使瘀血去、新血生，促进肝功能恢复。黄芪、白术、茯苓健脾益气。柴胡、白芍疏肝柔肝。重楼清热解毒，且能防止癌变。鳖甲软坚散结，抑制肝纤维组织增生。全方共奏健脾疏肝，活血散瘀之功。采用活血化瘀，行气护肝的方药是治疗肝炎肝纤维化的有效手段。其治疗机制可能有两个方面：一是调节了机体的免疫功能，增强了抗肝纤维化的能力；二是通过活血化瘀，行气护肝，改善了肝脏微循环，促使肝脏纤维组织软化。

自拟乙肝汤

【方源】

《清热解毒合疏肝实脾法治疗慢性乙型肝炎 168 例》［徐文军．中国民间疗法，2004，12（7）：55］。

【组成】

虎杖 15g，板蓝根 15g，蒲公英 15g，栀子 10g，青皮、陈皮各 10g，茯苓 20g，炒白术 15g，枳壳 10g，黄芪 30g，甘草 10g。

每日 1 剂,水煎,早晚分 2 次服。4 周为 1 个疗程。

【功效】

清热解毒,疏肝理气。主治慢性乙型肝炎。

【验案】

季某,男,33 岁。

主诉:右胁胀痛间作 2 年,加重 1 个月。

病史:患者慢性乙型肝炎病史 2 年,肝功能指标反复,右胁胀痛间作。

检查:脘闷纳呆,口干口苦,肢体困重,倦怠乏力。查体:肋下 2cm 能触及肝脏,质地中等,有压痛,肝区叩击痛阳性。肝功能检查:ALT 232U/L,AST 156U/L,GGT(谷氨酰转移酶)85U/L。乙肝五项:HBsAg(+),HBeAg(+),抗-HBc(+)。HBV DNA(+)。

中医诊断:胁痛。

西医诊断:慢性乙型肝炎。

治则:清热解毒,疏肝实脾。

方药:上方水煎服,每日 2 次。

二诊:15 剂后,右胁胀痛明显缓解,肝大回缩,已无明显压痛及叩击痛,食欲好转,二便正常,上方加服丹参 10g。

三诊:续服 15 天后,复查肝功能各项指标全部恢复正常,HBV DNA 及 HBsAg,HBeAg,抗-HBc 仍呈阳性。为巩固治疗,守方再进 3 个月。

四诊:3 个月后,临床症状完全消失,复查肝功能正常。

【按语】

湿热疫毒蛰伏肝胆之内,自当以清热解毒之品虎杖、板蓝根、蒲公英、栀子等直捣伏邪。但邪伏肝胆，必致肝胆失于疏泄，气机不利，故疏肝理气、调畅气机不可不用，青陈皮、枳壳等品正为此意。肝胆气机条达，则有利于祛邪外出，恢复肝细胞功能，同时青陈皮、枳壳又能引诸药入肝经而直达病所，更增疗效。《金匮要略》云："见肝之病，知肝传脾，当先实脾。"肝病最易犯脾，临床中也常见慢性乙型肝炎迁延日久而出现乏力、倦怠、脘闷纳呆、腹胀等中土失健，肝木克土等症状，因而用茯苓、炒白术、黄芪等实脾培中，健运中土之品。

临床观察发现，应用清热解毒合疏肝实脾组方治疗的效果明显好于单纯清热解毒攻邪法。临床亦可见到应用茯苓、白术、黄芪、人参等健脾药使 HBsAg、HBeAg 及 HBV DNA 定量下降或转阴者，可见疏肝实脾法在慢性乙型肝炎的治疗中有着重要的意义。

温阳方

【方源】

《温阳法治疗慢性乙型肝炎45例的临床体会》［李小丘．四川中医，2004，22（1）：44－45］。

【组成】

附子、淫羊藿各20g，巴戟天15g，肉桂5g，桑寄生、白术、丹参各30g，黄芪40g，陈皮、茵陈各10g。

水煎，每日1剂，早晚分服。

【功效】

温肾助阳。主治慢性乙型肝炎。

【验案】

蒲某，男，50岁。1997年5月初诊。

主诉：饮酒后觉脘胁轻微闷胀不适10余年，近期加重。

病史：患者1986年9月普查身体时发现HBsAg（+），ALT 400U/L，未见任何不适症状，经自买灭奥宁、肝血宁、维生素B_6等保肝药服后自觉情况正常，未再服药。

检查：面色稍滞，稍显疲乏，口淡，纳食稍差，脘胁闷胀，大便稀薄，四肢略显软，稍嗜睡，尿不黄，舌淡，苔白腻，脉濡稍弱。查体：肝脾不大，无明显压痛。辅助检查：ALT 800U/L，HBsAg滴度>1∶256，抗-HBc（+）。

中医诊断：胁痛。

西医诊断：慢性乙型肝炎。

治则：温阳以鼓舞正气，驱邪外出。

方药：温阳方加减。附子、巴戟天各20g，白术、丹参各30g，茵陈、陈皮各10g，肉桂、甘草各5g，桑寄生15g，黄芪40g。

二诊：服药两周后，患者自觉轻微发热，口微渴，大便稀溏好转，尿微黄。邪有由阴转阳、正有抗邪之趋势，用原方加枸杞子20g，茵陈增量为20g。

三诊：再服1个月，患者自觉精神好转，纳食可，脘胁胀好转，大便基本成形，其余症状皆有改善。查 ALT 500U/L，未复查 HBsAg。将上方附子、巴戟天、茵陈减量服。

四诊：服上方 1 个月后，患者的各种症状均已不明显，ALT 200U/L，依原方再服 1 个月。

五诊：服上方 1 个月后，各种症状消失，精神好，食欲正常，ALT 100U/L 以下，HBsAg 滴度 1：8 以下，HBeAg（-），产生了抗-HBs。

六诊：1 个月后来院复查肝功能、"两对半"均正常。

后随访 1 年，一切正常。

【按语】

一般认为肝阳常有余，病理上多亢旺。但肝"体阴而用阳"，既然"用阳"就有不足之时。形成肝阳虚的因素大致有：用药伤阳，素体阳虚，忽略对肝阳的重视。乙肝的治疗大多爱用苦寒清泄之品，认为"肝炎"一定是"火"盛，长期使用就会损伤肝阳。

现代研究表明，机体细胞免疫功能的低下，缺乏清除病毒的防御功能，是导致 HBsAg 长期滞留体内，使该病向慢性转化、长期僵持的原因。温阳可以温化湿浊邪毒。慢性乙型肝炎，由于阳气不足，温通、温化功能低下，湿浊易生不易化，停滞于体内，反过来又阻止阳气的运行，同时湿浊为阴邪，又易伤阳，这些都可能影响阳气对机体的温煦、鼓舞。所以，湿浊邪毒是使病情缠绵的重要因素。温阳就可以温通气血津液，使之运行而不滞。温化可以使津液蒸腾，滋润机体，而不致停滞为患。

自拟星井散

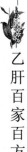

【方源】

《自拟星井散治疗乙型肝炎56例》[孔霞,等.四川中医,2004,22(9):52]。

【组成】

星星草、井荷叶、黄芪、炒白术、山楂、蒲公英、白芍各500g,茵陈、白花蛇舌草、鸡内金各400g,紫花地丁300g,甘草100g。

将上药粉碎,过筛备用,上药为1个疗程用药。每日2次,每次取药粉50g,加水350ml,煮沸15分钟,取药液内服,可服3~8个疗程。

【功效】

益气健脾,清热解毒,滋补肝肾。主治乙型肝炎。

【验案】

潘某,男,38岁。

主诉:两胁不适,神疲4年余,逐渐加重。

病史:患乙型肝炎4年余,曾多方治疗,无明显疗效。

检查:神疲,两胁不适,纳差多梦,双下肢无力,舌紫红,苔微黄,脉弦。查体:肝脾未触及。B超:肝略大,回声稍增粗。肝功能:ALT 734U/L,TBIL 29μmol/L。乙肝五项:

HBsAg（+），HBeAg（+），抗-HBc（+）。HBV DNA（+）。

中医诊断：胁痛（湿毒内蕴，肝脾不和，肝肾亏虚）。

西医诊断：乙型肝炎。

治则：益气健脾，清热解毒，滋补肝肾。

方药：自拟星井散。

二诊：5个疗程后，症状消失，肝功能正常，B超检查无异常，HBeAg、HBV DNA阴转。随访1年未见复发。

【按语】

方药中星星草、井荷叶为民间用药，河南许多地区均可采到。走访民间，单用两药治疗也有很好的疗效。两药有清肝利胆抗炎的作用。白花蛇舌草、蒲公英、紫花地丁与上两药合用，能抗炎、抗病毒。茵陈滋阴清肝热，白芍滋阴养肝，黄芪补气、利水。白术、鸡内金、山楂健脾胃，因气行则血行，脾土旺后肾自强。甘草有类激素作用，以助上药之效。诸药合用，互助互济，既能扶正，又能祛邪，共奏益气健脾，清热解毒，滋补肝肾之功，故有较好的疗效。

自拟柴芍丹

【方源】

《自拟柴芍丹治疗慢性乙型肝炎体会》[孙学勤，等．现代中医药，2004，(3)：27]。

【组成】

柴胡10g,香附15g,白芍12g,当归12g,茯苓10g,白术12g,丹参15g,桃仁12g,甘草6g,白花蛇舌草12g。

每日1剂,水煎至300ml,分3次服。

【功效】

疏肝健脾,活血化瘀。主治慢性乙型肝炎。

【验案】

李某,男,39岁,干部,2000年6月15日初诊。

主诉:长期自觉右胁胀痛不适10余年,逐渐加重。

病史:患者有乙肝病史10余年,其兄患肝炎后肝硬化病故,长期以来自觉右胁胀痛不适,故多疑虑,忧虑重重,担心自己患肝硬化甚至肝癌。

检查:整日郁闷不乐,疲乏无力,饮食减少,大便稀薄。双侧见肝掌,面色灰青,舌质微暗,苔白,脉弦。乙肝五项检查:HBsAg(+),抗-HBs(-),HBeAg(-),抗-HBe(+),抗-HBc(+)。肝功能:TP(总蛋白)62g/L,ALB(白蛋白)30g/L,GLO(球蛋白)32g/L,A/G(白蛋白与球蛋白比值)0.94,TBIL 30.6μmol/L,DBIL 16μmol/L,IBIL(非结合胆红素)14.06μmol/L,AST 120U/L,ALT 80U/L,GGT 110U/L。HBV DNA 6.8×10^6拷贝/ml。B超:肝右叶厚10.6cm,左叶厚7.2cm,斜径11.4cm,肝光点密集粗大,门静脉内径1.2cm,脾厚4.6cm,脾门静脉内径0.7cm。

中医诊断:胁痛(肝郁脾虚,瘀血阻滞)。

西医诊断：慢性乙型肝炎（中度）。

治则：疏肝健脾，活血化瘀。

方药：自拟柴芍丹加减。柴胡10g，当归12g，香附15g，白芍12g，茯苓12g，白术12g，丹参15g，桃仁12g，炒麦芽15g，山楂30g，延胡索12g，鳖甲（先煎）15g，白花蛇舌草12g，甘草6g。水煎服，每日1剂，配合拉米夫定（每次100mg，每日1次）口服。

二诊：3个月后，患者自觉症状消失，肝功能正常。HBsAg（+），抗－HBs（－），HBeAg（－），抗－HBe（+），抗－HBc（+），HBV DNA（－）。B超示肝脏正常，脾厚4.2cm。继用上方治疗。

三诊：3个月后，无自觉症状，肝功能正常。B超示肝脏正常，脾厚4.0cm。乙肝五项：HBsAg（+），抗－HBs（－），HBeAg（－），抗－HBe（－），抗－HBc（+）。后用上方研末装入胶囊，每次6粒（相当于生药3g），每日3次口服。治疗6个月，HBV DNA连续3次均正常，半年后随访无复发。

【按语】

方中柴胡、香附疏肝解郁，芍药、甘草抑肝和脾而益阴缓急，茯苓、白术健脾化湿，当归补血活血，丹参、桃仁活血化瘀，白花蛇舌草清热利湿、解毒活血。现代药理研究表明：柴胡有降低血清ALT和抗肝细胞损伤的作用；甘草能抑制Ca^{2+}移入细胞内引起细胞的损伤；白花蛇舌草内含齐墩果酸，有降低ALT，减轻肝细胞的变性、坏死及肝组织的炎性反应和肝纤维化，促进肝细胞的再生；茯苓、白术有增强免疫及保护肝功能的作用；丹参、桃仁有抗纤维化的作用。诸药配合，具有疏肝健脾，化瘀活血之功，能改善肝功能，逆转肝纤维化。配用拉米夫定，是因为该药是胞嘧啶核苷类似物，RNA 逆转录酶的有效抑制剂，对血清 HBV DNA 呈现显著而快速的抑制作用，对肝组织学有改善作用。

本方加减每日 1 剂煎服，配合拉米夫定常规口服，坚持用药 10~12 个月，可收到消除胁痛、腹胀、乏力、便溏等症状，减轻肝脾肿大，恢复肝脏功能，乙肝病毒复制指标阴转和防治肝纤维化等显著疗效。有效地预防了单用拉米夫定停药后易复发和用药过程中病情加剧的不良反应。

疏肝健脾活血汤

【方源】

《疏肝健脾活血汤治疗慢性乙型肝炎 128 例》［刘宗银．四川中医，2003，21（6）：39-40］。

【组成】

柴胡 12g，白芍 20g，白术、丹参、郁金、赤芍各 15g，茯苓、薏苡仁、虎杖、白花蛇舌草各 30g。

每日 1 剂，水煎，分 3 次服用。

【功效】

活血化瘀，健脾除湿，清热解毒。主治慢性乙型肝炎。

【验案】

邓某，男，23岁，1998年6月8日初诊。

主诉：右胁隐痛，乏力，食欲不振3年。

病史：3年前，因体倦乏力、肝区隐痛去某医院检查，结果肝功能异常，"两对半"为"大三阳"，诊断为乙型病毒性肝炎，经多方医治无好转。近期因大学毕业找工作而感病情加重，前来我院求治。

检查：肝区隐痛，纳差乏力，舌淡苔薄，脉弦。查体：肝在胁下3cm，质软触痛，脾肿大。肝功能：ALT 250U/L，TTT（麝香草酚浊度试验）15U。乙肝五项：HBsAg（+），HBeAg（+），抗-HBc（+）。B超：肝大，脾大。

中医诊断：胁痛（肝郁脾虚，瘀血阻络）。

西医诊断：慢性乙型肝炎。

治则：疏肝健脾，活血化瘀，清热解毒。

方药：疏肝健脾活血汤加减。柴胡12g，白术、郁金、丹参、赤芍、白芍各15g，茯苓20g，虎杖、薏苡仁、白花蛇舌草各30g，红花10g，甘草6g。

二诊：后以该方随症加减，坚持服药4个月。患者自觉症状消失，肝脾肿大消失。三次复查肝功能、B超均正常。乙肝五项：HBsAg（-），HBeAg（-）。随访3年未复发。

【按语】

本病在治疗上应全面兼顾，整体调节，抓住湿热、毒邪、正虚、血瘀这一病机特点，以疏肝理气、活血化瘀、健脾除湿、清热解毒为其基本治法，兼证则配以益气理气、滋补肝肾等法。方中柴胡疏肝解郁；白芍养血柔肝；白术、茯苓、薏苡仁健脾补中除湿；丹参、郁金、赤芍活血祛瘀；虎杖、白花蛇舌草清热解毒。诸药合用，共达疏肝健脾、活血祛瘀、清热解毒之效。使肝郁得解，脾虚得补，瘀血得消，湿热毒邪得除，则诸症自愈。

益气解毒汤

【方源】

《益气解毒汤治疗乙型肝炎48例》〔许斌．陕西中医，2003，24（1）：57〕。

【组成】

板蓝根、山豆根、五味子、黄芩、黄连、猪苓、甘草、白术、茯苓、柴胡各15g，党参30g，丹参、黄芪各45g。

每日1剂，水煎，早晚分服。半年为1个疗程，禁烟酒。

【功效】

益气活血，清热解毒。主治乙型肝炎。

【验案】

杨某，男，27岁，中学教师。1999年7月15日初诊。

主诉：胸胁胀痛，乏力，纳差3年余。

病史：患者3年前自觉乏力，纳差，时有胸胁胀痛不适，经县防疫站普查发现肝功能异常，随后又在我院复诊，结果：

ALT 68U/L，HBsAg（+），HBeAg（+）、抗-HBc（+）。经多方治疗无效。近日病情加重，遂来诊。

检查：头昏，乏力困倦，纳差，口苦，胸胁胀痛不适，舌质紫暗，苔黄腻，脉弦细。肝功能：TTT 8U，碘试验（+），ALT 87U/L。乙肝五项：HBsAg（+），HBeAg（+），抗-HBc（+）。B超：肝实质回声光点密粗。

中医诊断：胁痛（气虚，热毒内伏）。

西医诊断：慢性乙型肝炎。

治则：益气，活血，清热解毒。

方药：益气解毒汤加减。

二诊：治疗1个疗程后，临床症状消失，肝功能恢复正常，B超提示肝、脾无异常。乙肝五项：HBsAg、HBeAg、抗-HBc均转阴，抗-HBs、抗-HBe阳性。继续用上方加减。

三诊：治疗2个月，以巩固疗效。1年后复查，唯抗-HBs（+），其余检查均无异常，病愈。

【按语】

现代药理学研究表明，补气类药物黄芪、党参等能防止肝糖原减少，促进组织细胞对乙肝病毒诱生干扰素，抑制病毒复制；白术、茯苓等能增加白蛋白；柴胡、甘草、五味子等能抑制肝损害，改善肝功能；丹参等活血化瘀类药物能改善肝组织供血，对损伤的肝细胞有修复作用；板蓝根、山豆根、黄芩、黄连等清热解毒类药物，除具有直接抗病毒作用外，也有调节免疫及保肝作用。将有效药物共拟于一方，能提高机体免疫功能，抑制病毒复制。

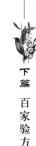

乙肝解毒汤

【方源】

《乙肝解毒汤治疗乙型肝炎 200 例》[柏承宗. 山西中医，2002，18（6）：20]。

【组成】

生黄芪 30g，薏苡仁 15g，芡实 15g，白豆蔻 6g，木香 6g，青皮 15g，大贝母 10g，杏仁 6g，赤芍 15g，丹参 15g，泽泻 15g，桔梗 10g，蒲公英 30g，白花蛇舌草 30g，升麻 30g，败酱草 30g。

每日 1 剂，3 个月为 1 个疗程，治疗 1~3 个疗程。

【功效】

清热解毒，利湿化痰。主治乙型肝炎。

【验案】

李某，男，58 岁，1999 年 4 月 20 日初诊。

主诉：右胁隐痛 5 年，近期加重。

病史：患乙型肝炎 5 年。

检查：面目微黄，纳差，小便黄，大便秘结，舌质红，苔黄腻，脉弦数。肝功能：ALT 88U/L，TBIL 26μmol/L，DBIL 8μmol/L，TTT 10U。乙肝五项：HBsAg（+），HBeAg（+），抗-HBc（+）。B 超：肝脾未见明显异常。

中医诊断：胁痛。

西医诊断：乙型肝炎。

治则：清热，解毒，健脾，化湿。

方药：乙肝解毒汤减去黄芪加焦三仙各10g，鸡内金10g，柴胡10g，延胡索15g，川楝子10g，茵陈30g，虎杖20g，栀子10g，生大黄（后下）5g。

二诊：连服25剂后，自觉症状消失，复查肝功能正常。嘱患者坚持服用上方。

三诊：两个疗程后，复查肝功能正常。乙肝五项：HBsAg（-），HBeAg（-），抗-HBc（-）。随访2年，情况良好，肝功能及乙肝五项复查正常。

【按语】

治疗本病可以清热解毒，利湿化痰活血，扶正祛邪相结合，才能增强机体抵抗力，提高机体免疫功能，清除乙肝病毒，降低乙肝病毒活性，达到保护肝细胞的目的。方中白花蛇舌草、蒲公英、升麻、败酱草等清热解毒，有消炎、降低血清转氨酶和较强的抗乙肝病毒的作用，又有促进HBeAg转阴的作用；泽泻、薏苡仁、芡实、大贝母、杏仁、桔梗、木香、青皮、赤芍、丹参等利湿化痰活血，有保护肝细胞，防止肝硬化，又有促进表面抗原转阴的作用；黄芪补气，扶正祛邪，提高机体免疫力，对保护肝细胞，恢复肝功能有较好的协同作用。

乙肝方

【方源】

《乙肝方治疗乙型肝炎53例》〔喻大华．实用中医药杂志，2002，18（3）：29］。

【组成】

太子参、黄芪、山楂肉各20g，白芍、白术、茯苓各15g，紫河车、淫羊藿、巴戟天、菟丝子、重楼、虎杖、白花蛇舌草、半枝莲、半边莲、板蓝根、垂盆草、地耳草、丹参各12g。

水煎服，每日1剂，早晚分服。连服3个月为1个疗程。

【功效】

健脾化湿，活血化瘀。主治乙型肝炎。

【验案】

周某，男，47岁，1997年5月6日初诊。

主诉：肝区隐痛，脘腹胀满，恶心欲吐数月，逐渐加重。

检查：面色淡白，大便稀溏，每日2～3次，小便时清时黄，舌淡红，苔白腻，脉缓。乙肝五项："大三阳"，即HBsAg（+），HBeAg（+）、抗-HBc（+）。肝功能：ALT 64U/L，AST 76U/L，TTT 8U，ZnT（锌浊度）18U，其余均正常。

中医诊断：胁痛（脾虚湿困）。

西医诊断：乙型肝炎。

治则：活血化瘀，健脾化湿。

方药：乙肝方加茵陈、车前仁、砂仁、木通、藿香各10g，薏苡仁20g，水煎温服，每日1剂，连服10剂。嘱其休息。

二诊：患者脘腹胀满明显好转，饮食增加，大便略溏，小便正常，精神好转，已不恶心。将原方去厚朴、藿香、砂仁，再服10剂。

三诊：自诉自觉症状明显好转，精神尚可，饮食如常人，大便正常，但肝区感不适，时有灼热感，小便于劳累后略黄。将上方加大剂量，并加入人参200g，打末炼蜜为丸，每次20g，每日3次，连服3个月。同时嘱患者每日肌注注射用抗乙肝免疫核糖核酸2mg；干扰素300万U，每周肌注3次。

四诊：精神如常人，自诉已无不适感，复查肝功能恢复正常，嘱带药连服3个月，以巩固疗效。

【按语】

乙肝方中太子参、黄芪补气；紫河车补血生精，二者结合能明显提高机体免疫力，对保护肝细胞、恢复肝功能有较好的作用。淫羊藿、巴戟天补肾助阳；白芍养肝柔肝，重楼、白花蛇舌草、半枝莲、半边莲、虎杖、板蓝根具有较好的清热解毒作用，能直接抑制和杀灭乙肝病毒。地耳草、垂盆草、山楂肉能降低转氨酶，恢复肝功能。白术、茯苓健脾渗湿，以助运化。丹参活血化瘀，防止肝硬化。

全方扶正祛邪，标本兼治，肝脾肾共调。在服中药的同时，主张结合干扰素和注射用抗乙肝免疫核糖核酸治疗，有助于提高机体免疫力，促进抗体形成，缩短疗程。

豆根紫草散加味

【方源】

《豆根紫草散加味治疗急性乙型肝炎46例》［刘鱼海，

等.陕西中医,2003,24(7):596-597]。

【组成】

山豆根、白花蛇舌草、灵芝、板蓝根各350g,紫草、赤芍、虎杖、厚朴、建曲各300g,丹参600g,黄芪450g,黄芩、柴胡、郁金各280g。

上药研成粉末细分30袋,每日1袋,用纱布放松包裹,水煎2次,每次煮沸20分钟,取汁共400ml,分2次早晚服,儿童可按体积酌减。

【功效】

活血化瘀,清热利湿。主治急性乙型肝炎。

【验案】

王某,男,36岁,2001年3月5日初诊,以"肝炎待查"收住院。

主诉:上腹胀痛,身困乏力,刷牙时恶心欲吐5天。

检查:面色晦暗,食纳差,厌油腻,右胁疼痛,上腹胀满不舒,肝区压痛、叩击痛,肝肋下约2cm,轻触钝痛,舌红苔厚腻,脉弦细。肝功能:TBIL 21μmol/L,DBIL 7.8μmol/L,ALT386U/L,ALP(碱性磷酸酶)365U/L,ALB 42g/L,GLO 30g/L。乙肝五项:HBsAg(+),抗-HBs(-),HBeAg(+),抗-HBe(-),抗-HBc(+)。B超:肝左叶长56mm,厚70mm;肝右叶斜径166mm,厚径134mm;门静脉11mm;脾厚32mm。提示肝大。

中医诊断:胁痛。

西医诊断:急性乙型肝炎。

治则：益气活血，清解疫毒。

方药：豆根紫草散加减。西药基础治疗，用10%葡萄糖250ml加强力宁80ml静脉滴注，每日1次，2周为1个疗程。

二诊：3月19日，面色较润泽，恶心消失，右胁疼痛明显减轻，肝区加压叩击痛不明显，肝肋缘下可触及肝体，稍有压痛，舌红苔腻，脉弦细。肝功能：TBIL 18μmol/L，DBIL 6.3μmol/L，ALT 64U/L，ALP 126U/L。中药、静脉给药如前。

三诊：4月3日，食纳剧增，消化良好，右胁疼痛消失，肝肋下可触及肝体，无压痛，舌苔薄白，脉细有力。肝功能：TBIL 16.1μmol/L，DBIL 5.62μmol/L，ALT 28U/L，ALP 32U/L。乙肝五项：HBsAg（＋）、抗－HBs（－）、HBeAg（－）、抗－HBe（＋）、抗－HBc（＋）。B超：肝左叶长48mm，厚56mm；肝右叶斜径146mm，厚径108mm；门静脉11mm；脾厚32mm。肝脏形态规整，肝包膜光滑，肝内光点稍增多。

患者住院29天，以临床痊愈出院，出院时带豆根紫草散加味2个月以善其后。

【按语】

肝居胁下，其经脉布于两胁，疫毒之邪侵袭肝之经脉，其脉亦循于胁，与气血搏结于肝，导致气滞血瘀，瘀血停积则胁痛。方用虎杖、山豆根、白花蛇舌草、黄芩、板蓝根以清解疫毒。丹参、赤芍、郁金、紫草活血化瘀，通利经脉，恢复肝的正常功能。柴胡疏肝解郁。疫毒之邪侵犯脾胃，使脾失健运，脾气不达则见四肢倦怠乏力，胃气上逆见恶心呕吐，上腹胀满，建曲、厚朴以健脾和胃，消胀除满，增进食欲，使新陈代谢旺盛，脾胃司职。疫毒侵袭，邪盛正虚，用灵芝、黄芪扶正固本，加强机体活力，对抗病势发展，改善病理现象，增强免疫力。诸药合用能抑制乙肝病毒复制，疏通肝内毛细血管，排泄体内毒素，促进肝细胞再生，快速改善肝功能及消化道症状，显著提高机体免疫力。

周仲英化肝解毒汤

【方源】

《国家级名医秘验方》（隋殿军，等．吉林科学技术出版社，2008）。

【组成】

柴胡5g，平地木20g，虎杖15g，土茯苓20g，白花蛇舌草20g，垂盆草20g，半枝莲15g，焦白术10g，茯苓10g，枸杞子10g，太子参12g，黑料豆10g。

水煎服，每日1剂，早晚各服1次。

【功效】

清化瘀毒，滋补肝肾，益气健脾。主治慢性活动性乙型肝炎。

【验案】

刘某，男，50岁，医生，1989年2月23日就诊。

主诉：右胁痛，纳差，乏力1年余。

病史：1987年12月，患者因右胁痛，纳差，乏力，检查肝功能、"两对半"：ALT 180U/L，TTT 10U，ZnT 14U，HBsAg、HBeAg、抗-HBc均为阳性，经用肌苷、云芝肝泰、黄芪注射液等治疗9个月，每两个月复查肝功能及"两对半"：ALT曾一度下降，旋又回升；HBsAg、HBeAg、抗-HBc始终阳性。

检查：神清，面色灰滞暗黑，面部及颈部各有一枚蜘蛛痣，纳差，神疲乏力，时有右胁隐痛或不适，口干，腹胀，矢气多，大便日行2次，便溏，尿黄，舌质红隐紫，苔黄腻，脉细弦滑。肝肋下2cm，剑突下3cm，质Ⅰ~Ⅱ度，压痛（+），复查肝功能及"两对半"：ALT 160U/L，TTT 11U，ZnT 13U，TP 29g/L；HBsAg（+），HBeAg（+），抗-HBc（+）。

中医诊断：胁痛（湿热瘀滞，肝肾亏虚）。

西医诊断：慢性活动性肝炎。

治则：清化瘀毒，滋补肝肾，益气健脾。

方药：化肝解毒汤。

二诊：3月15日，病情明显好转，但仍时有肝区隐痛，口干，大便日行1~2次，面色灰暗略带红色，尿黄，舌质红隐紫，苔黄腻，脉细滑。属肝经湿热瘀滞，肝肾亏虚，脾运不健。治以清化瘀毒，滋补肝肾，益气健脾。处方：柴胡5g，平地木20g，虎杖15g，土茯苓20g，白花蛇舌草20g，紫草10g，半枝莲15g，太子参12g，焦白术10g，枸杞子10g，黑料豆10g，石斛10g，姜黄10g。30剂，水煎服。

三诊：4月15日，偶有肝区隐痛或不适，口干减轻，不耐疲劳，食欲尚可，面色灰暗略带红色，大便日行1次、成形，尿黄，舌质红隐紫，苔薄黄腻，脉细滑。4月10日复查肝功能及"两对半"：ALT 68U/L，TTT 6U，ZnT 10U，HBsAg

(－),HBeAg(＋),抗－HBc(＋)。此为湿热未净,肝肾两伤,仍予清化瘀毒,补益肝肾。处方：平地木20g,虎杖15g,土茯苓20g,白花蛇舌草20g,半枝莲15g,太子参15g,大生地10g,黑料豆10g,何首乌10g,枸杞子10g,丹参10g,白芍10g。40剂,水煎服。

四诊：5月25日,偶有肝区不适,不耐疲劳,面色灰暗明显好转,食欲尚可,二便正常。随访1年,复查3次肝功能、"两对半",均正常。

【按语】

本方为国医大师周仲英的常用方。慢性肝病,病程较长,病情每多虚实夹杂,即湿热瘀毒蕴结,肝脾两伤,或肝肾亏虚。临诊需详察脏腑病机虚实主次,辨证论治。本例医案,病两年余,肝肾同病,肝脾亦复不调,因木不疏土,脾为湿困,日久脾气受损,脾失健运,故腹胀便溏,矢气频多,神疲乏力;热毒瘀郁肝胆,肝失条达,则见胁痛不适;气滞热灼,血瘀络阻,故见面颈有血痣;热毒耗灼肝阴,久必及肾,致肝肾阴亏;舌红隐紫,苔黄腻,脉细弦为湿热瘀结,肝肾亏虚之征。故治予扶正解毒兼顾,虚实并治而获效。

毛德西肝达舒方

【方源】

《国家级名医秘验方》(隋殿军,等.吉林科学技术出版社，2008）。

【组成】

山豆根10g，虎杖10g，人工牛黄10g，板蓝根15g，赤芍30g，黑米30g，丹参30g，生白术30g，生黄芪30g，柴胡30g，生甘草15g。

共研为细末（部分药物浓缩收膏，烘干研粉用），装胶囊，每粒0.45g，每次5粒，每日3次；或作汤剂水煎服，每日1剂，早晚各服1次。

【功效】

疏肝健脾，清热活血。主治慢性乙型肝炎，属肝脾不和者。

【验案】

李某，男，36岁，1994年6月就诊。

主诉：肝区疼痛伴身疲乏力已3个月。

检查：近3个月来，逐渐感到体力不支，肝区疼痛，食后胃脘痞满，食欲不振，时有便溏，小便短赤，舌苔白厚腻，脉弦而滑。乙肝五项：HBsAg（＋），HBeAg（＋），抗-HBc（＋）。肝功能正常。

中医诊断：胁痛（湿阻气机，肝气不达，脾失健运）。

西医诊断：慢性乙型肝炎。

治则：芳香化浊，健脾运湿。

方药：藿香10g，佩兰10g，大腹皮15g，苏叶（后下）10g，陈皮10g，茯苓30g，炒白术10g，炒山楂20g，代代花10g，厚朴花10g，柴胡10g，生甘草5g。

二诊：服用15剂后，脘腹胀满、食欲不振等现象明显改善，但肝区疼痛仍无改善。遂用肝达舒胶囊，每次5粒，每日3次，白开水送服。

三诊：服肝达舒胶囊两个月余，肝区疼痛消失，饮食增加，精神振作，体力也有所恢复。1994年9月20日复查乙肝五项：HBsAg（+），HBeAg（-），抗-HBc（-）。

四诊：继服两个月后，复查肝功能正常，乙型五项均为阴性。

【按语】

本方为名老中医毛德西主任医师的常用方。肝是功能特殊的脏器，既要顾其"体"，也要舒其"用"。而慢性乙型肝炎正是肝"体"不足而又多"郁"所形成的。所以在拟定方药时要解"郁"就要疏肝气，活肝络，解肝毒。方中黑米还有滋养肝阴的作用。这样，解毒不伤正，扶正也不滞毒。药理研究证实，本方有调节免疫功能，抑制乙肝病毒，保护肝细胞，防止肝纤维化的作用。经多年临床观察，使用本方后，临床症状改善率达91%，HBsAg阴转率达46%，HBeAg阴转率达26%。

益肾解毒汤

【方源】

《国家级名医秘验方》（隋殿军，等．吉林科学技术出版社，2008）。

【组成】

肉苁蓉12g，巴戟天10g，当归10g，熟地黄15g，炙蜂房12g，土茯苓30g，升麻10g，桑寄生12g。

水煎服，每日1剂，早晚各服1次。

【功效】

益肾解毒，疏调肝脾。主治迁延性乙型肝炎，属肝脾不和且肾虚者。

【验案】

王某，女，24岁。

主诉：肝区隐痛，腹胀纳差数月，近月加重。

检查：形瘦，面色少荣，倦乏腰酸，带下绵注，经期先后不一，量少色淡，脉弦细尺弱，苔薄根腻，舌色暗红。查体：肝脏胁下2.5cm，质中。肝功能检查：TTT 8U，ZnT 14U，ALT 120U/L，TBIL 10.3μmol/L。乙肝五项检查：HBeAg（＋），抗-HBe（－），抗-HBs（－）。

中医诊断：胁痛（湿热邪毒久羁，肝脾失调，客及于肾，奇经受累）。

西医诊断：迁延性乙型肝炎。

治则：益肾解毒，疏调肝脾。

方药：淫羊藿12g，当归10g，赤、白芍各12g，肉苁蓉12g，巴戟天10g，土茯苓30g，升麻10g，桑寄生12g，炙蜂房12g，全瓜蒌15g，生甘草10g，红花6g，苍术10g，白术10g。水煎服，15剂。

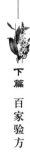

二诊：胁痛腹胀均减，胃纳增加，精神亦振，仍感腰酸膝弱，带下绵注。原方去瓜蒌、红花，加熟地黄30g，川芎6g，菟丝子12g，再服15剂。

三诊：眠食均佳，腹无胀满，带下亦除，月经仍延期，色量尚可。复查肝功能：TTT 6U，ZnT 8U，ALT 60U/L，ALP 12U/L。仍予益肾为主，佐以解毒。药用：淫羊藿12g，山茱萸10g，当归10g，白芍10g，熟地黄30g，菟丝子12g，肉苁蓉12g，土茯苓30g，升麻10g，炙蜂房12g，甘草10g，怀牛膝12g，川芎6g，制首乌15g，桑寄生12g，枸杞子12g，炒白术12g，晚蚕砂30g。

四诊：续服30剂，自觉症状消失，月经亦调，面色红润，诸恙已瘥。复查肝在胁下1cm，质软，脾（-）。肝功能检查已在正常范围内，HBsAg（-）。仍予原方扩大其制，改为膏滋药1料，以资巩固。随访1年，未见复发，3次复查肝功能均在正常范围。肝功能检查只有抗-HBs阳性，患者已恢复工作。

【按语】

本方为陈继明主任医师的经验方，治疗迁延性乙型肝炎，适用于病程长，肝功能反复异常，表面抗原持续阳性，出现精神萎靡，头晕耳鸣，腰酸膝弱，足跟疼痛，或男子阳痿、遗精，女子月经不调等肾虚见症者。如系肾阴肾精亏损，多伴见咽干少寐，胁痛隐隐，舌红苔少，脉多弦细而数；若肾阳肾气虚衰，则伴见少气懒言，形寒怯冷，腹胀便溏，足跗浮肿，舌质胖淡，脉沉而细等。无论肾阴、肾阳亏虚又多兼口苦溲黄，脘痞纳差，或齿衄、鼻衄等湿热邪毒未尽的表现，呈现虚实错杂的病候，应在辨证确切的基础上分清主次，善于随证化裁，选择方药，便能取得良好的疗效。

舒肝解毒汤

【方源】

《国家级名医秘验方》（隋殿军，等．吉林科学技术出版社，2008）。

【组成】

当归 12g，白芍 15g，柴胡 15g，茯苓 15g，板蓝根 15g，败酱草 15g，茵陈 30g，川楝子 12g，金银花 15g，蒲公英 15g，甘草 6g，生姜 10g，红枣 5 枚。

每日 1 剂，水煎服，分 2 次服。

【功效】

疏肝健脾，清热解毒。主治急、慢性乙型肝炎，属肝郁脾虚有热者。

【验案】

简某，男，36 岁，1991 年 3 月 24 日就诊。

主诉：右胁肋隐隐作痛，脘腹胀满 1 年余。

病史：自觉全身疲倦乏力，右胁肋隐隐作痛，初未介意。1990 年 9 月初体检时发现 ALT 升高（84 U/L），HBsAg 滴度 1∶64。随后又做了"两对半"：HBsAg（＋），抗-

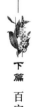

HBe（+），抗-HBc（+）。曾服肝泰乐、肝必复、云芝肝泰、灭澳灵和复方树舌片等药半年，病情时轻时重。

检查：小便微黄，舌质淡红，苔薄黄，脉沉细稍数。

中医诊断：胁痛（肝郁脾虚有热）。

西医诊断：慢性乙型肝炎。

治则：疏肝健脾，清热解毒。

方药：当归12g，白芍15g，柴胡15g，茯苓15g，板蓝根20g，败酱草15g，茵陈30g，川楝子15g，金银花15g，蒲公英15g，五味子12g，焦三仙各12g，甘草6g，生姜、红枣适量为引。水煎服，每日1剂。

二诊：上方连服9剂后，饮食明显增加，照上方加鸡内金10g，继服9剂。

三诊：4月12日，又服药9剂，饮食明显增加，右胁肋疼痛减轻，继续照上方服用。

四诊：连服药32剂，查 ALT 正常（20U/L），HBsAg 滴度1∶8。"两对半"检查：抗-HBe（+）。为巩固疗效，首方去金银花、蒲公英、茵陈、川楝子，加党参12g，黄芪20g，继续服用近2个月，检查肝功能均正常，"两对半"各项皆为阴性。随访半年，身体健康，复查"两对半"3次，诸项皆为阴性。

【按语】

本方为赵清理主任医师的常用方。方中柴胡疏肝解郁；当归、白芍养血柔肝；茯苓、甘草、生姜、红枣健脾和胃，此乃逍遥散抑肝健脾之意。板蓝根、败酱草清热解毒，抗菌谱较广，又兼有抗病毒作用，尤其对肝炎病毒有较强的杀灭作用，并能促进肝细胞再生，防止肝细胞变性。金银花、蒲公英清热解毒，对多种病毒、细菌有较强的抑制作用，为肝胆疾患所常用。以上诸药相伍，既可以通过清热解毒、杀灭病菌等作用以祛邪，又可通过疏肝健脾而调动机体抗病能力以扶正，此即寒热并用，攻补兼施，实乃治疗慢性迁延性肝炎的理想方剂。

宣肺健脾温肾汤

【方源】

《宣肺兼健脾温肾法治疗 HBsAg 阳性 40 例》[张涛. 新中医，1998，30（7）：41]。

【组成】

瓜蒌、桔梗、半枝莲、白花蛇舌草各20g，桑白皮、炒白术、巴戟天、茯苓、丹参各15g，太子参、淫羊藿、陈皮各10g，甘草6g。

每日1剂，煎服2次，分早晚服。

【功效】

宣肺健脾，温肾解毒。

【验案】

李某，男，28岁。

主诉：右上腹间断性隐痛伴轻度腹胀半月余。

病史：患乙型肝炎1年余。

检查：皮肤、巩膜无黄染，大便溏，舌质淡、边有齿痕，苔薄白，脉弦。查体：腹软，肝脾未触及，肝区有轻度叩击痛。肝功能检查正常。"两对半"为"大三阳"。B超检查未见肝脾异常。

中医诊断：胁痛（肝郁脾虚）。

西医诊断：乙型肝炎。

治则：宣肺健脾，温肾解毒。

方药：宣肺健脾温肾汤加延胡索15g，郁金20g，香附30g。

二诊：服15剂后复诊，诸症消失，大便成形。

三诊：继服3个月后检查肝功能正常。乙肝五项：HBsAg（-），抗-HBs（+），HBeAg（-），抗-HBc（+）。随访无复发。

【按语】

中医治疗乙型肝炎HBsAg阳性多从肝脾肾入手，治法也多以清热解毒、活血化瘀、理气疏肝、健脾祛湿、培补肝肾等为主。而从肺入手，采用宣肺为主兼健脾温肾佐以排毒法治疗尚少见报道。

本方用宣肺健脾温肾解毒法，对乙型肝炎的治疗有明显的疗效。宣肺可增强水湿的排出，肺的宣发肃降和通调水道的功能有助于脾运化水湿，可防止和治疗内湿，使湿邪尽快消除，有利于HBsAg阴转。

满天星灭澳汤

【方源】

《自拟满天星灭澳汤治疗乙型肝炎128例》[李陈泉．四川中医，2000，18（2）：26]。

【组成】

满天星、茵陈、土茯苓各20g，山豆根、白花蛇舌草、半枝莲、金钱草、夏枯草、栀子、黄柏、苍术、厚朴、陈皮、丹参、虎杖、党参、女贞子、何首乌、淫羊藿、甘草（蜜炒）各15g，黄芪（蜜炒）80g，枸杞子25g。

每2天1剂，水煎服，每日2次。治疗期间忌烟、酒、高脂肪食物。30剂为1个疗程。

【功效】

清热解毒，活血化瘀。主治乙型肝炎。

【验案】

梁某，男，40岁，干部。

主诉：肝区不适，纳呆，厌油，腹胀3年。

病史：平素嗜好烟酒，患乙型肝炎，在县、市各级医院服中西药治疗无效。

检查：纳呆，厌油，身软，乏力，舌苔黄腻，脉弦濡。乙肝五项检查："大三阳"。

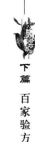

中医诊断：胁痛。

西医诊断：乙型肝炎。

治则：清热解毒，活血化瘀。

方药：满天星灭澳汤加白豆蔻、五味子各15g。

二诊：服药320剂，肝功能及乙肝五项检查均正常，症状全部消失。追访2年未见复发。

【按语】

方中满天星对HBV DNA、HBsAg有抑制和杀灭作用；山豆根、半枝莲、白花蛇舌草、土茯苓清热解毒，抑制体液免疫反应；党参、黄芪通过扶正补虚达到增强和调节免疫功能，促进抗体生成，且对HBV DNA有抑制的作用；丹参、虎杖活血化瘀，抑制HBV DNA复制；茵陈、栀子、苍术、厚朴、陈皮、白豆蔻、金钱草、夏枯草清热除湿，利胆退黄，健脾消食，降低血清胆红素，消炎降酶，抗肝脏损伤，防止肝细胞变性坏死；黄柏有抑制HBsAg作用及利湿退黄；甘草健脾，调和诸药。诸药合用，则乙肝病毒得除，正气得复，肝脾肾得健，疾病自愈。

健脾泄浊汤

【方源】

《健脾泄浊汤治疗乙型肝炎96例》［许国新．四川中医，2000，18（1）：31］。

【组成】

土茯苓、丹参、生麦芽各30g，虎杖20g，重楼、薏苡仁、茯苓、山药各15g，郁金10g，熟大黄6g。

每日1剂，水煎2次，分2～3次服。两个月为1个疗程。

【功效】

泄浊解毒，健脾疏肝和血。主治乙型肝炎。

【验案】

江某，男，29岁，瓦工。

主诉：右胁下胀痛，口干口苦，食欲不振，乏力5年余。

病史：患乙型肝炎5年余。屡经西医治疗，经常反复，"两对半"检查一直为"大三阳"。5年来不能从事瓦工劳作。

检查：舌红，苔黄腻，脉弦数。查体：巩膜不黄，肝脏右胁下2.5cm，肝区叩击痛阳性。

中医诊断：胁痛。

西医诊断：乙型肝炎。

治则：清热解毒，健脾利湿，活血化瘀。

方药：健脾泄浊汤加减。

二诊：1个疗程后，不适症状消失。复查乙肝五项：HBeAg（-），HBsAg（+），抗-HBc（+）。上方酌减清热解毒药物，加用黄芪30g，白术10g，枸杞子15g，健脾阳而益肝阴。

三诊：服药2个疗程，HBsAg（-），并出现抗-HBs（+）。随访数年健康，已在建筑工地打工两年。

【按语】

方中土茯苓、重楼、虎杖、熟大黄等清热解毒利湿，有抗乙肝病毒、降低ALT、促进乙肝抗原转阴作用；茯苓、薏苡仁、山药、生麦芽健脾而无壅滞之弊，不失肝病实脾之旨，其中薏苡仁一味，具有抗癌防癌之功能；丹参活血化瘀，可改善肝脏血液循环；郁金行气解郁，祛瘀止痛，能降酶恢复肝功能。加黄芪、白术、枸杞子益气健脾补肾，可增强和调节免疫功能，升高白蛋白，防止肝糖原减少，保护肝脏。另外，黄芪补中益气，诱生干扰素，有抑制乙肝病毒繁殖的作用。如此组方，共奏泄浊解毒，健脾疏肝和血之功，使其更加切合病机，以达缩短病程，提高疗效的目的。

强肝解毒汤

【方源】

《强肝解毒汤治疗乙型肝炎132例临床观察》［阮孝廉，等．新中医，1998，30（1）：42］。

【组成】

黄芪、茯苓各20g，薏苡仁、丹参各30g，板蓝根、垂盆草、淫羊藿各15g，党参、白术、柴胡、赤芍、枸杞子、女贞子各12g，甘草6g。

每日1剂，分2次水煎，早晚服。症状与体征消失后，可服原方制成散剂或丸剂，每次10g，每日服3次。3个月为1个疗程，第1个疗程后表面抗原尚未转阴者，可再服1个疗程。

【功效】

益气健脾，清热解毒，化湿祛瘀，补肾壮阳。主治乙型肝炎。

【验案】

李某，男，32岁。

主诉：脘腹胀满1年，感冒低热不退1周。

病史：1年前患乙型肝炎，"两对半"为"大三阳"。经西药治疗半年效微，后改服中药。

检查：纳差，乏力，脘腹胀满，口苦，尿黄，大便干，舌质红，苔黄腻，脉弦数。肝区压痛，肋下2指，脾未触及。肝功能检查：TTT 12U，ZnT 18U，TBIL 28μmol/L。乙肝五项："大三阳"。B超检查：肝大3cm，内部回声光点粗密不匀。

中医诊断：胁痛（肝郁脾虚，湿热夹瘀，气阴两伤）。

西医诊断：慢性活动性乙型肝炎。

治则：清热利湿解毒，活血化瘀疏肝，益气健脾。

方药：强肝解毒汤去黄芪、党参，加茵陈、大黄、车前子。

二诊：服6剂后，低热退，小便清，大便畅。仍用基本方加减续服20剂。

三诊：诸症消失，肝功能正常，然抗原尚未转阴。守方加菟丝子、巴戟天，续服1个月。

四诊：1个月后，抗原双双转阴，B超复查肝区声像正常。为巩固疗效改服丸剂3个月，查抗–HBs转阳。随访两年无复发。

【按语】

对乙型肝炎的治疗多采用"扶正祛邪"之法。强肝解毒汤中黄芪、党参、茯苓、白术益气健脾,增强机体免疫力和抗病毒功能,保护肝细胞,防止肝细胞变性;垂盆草、板蓝根、薏苡仁清热利湿,解毒降酶,防止肝细胞坏死;柴胡、丹参、赤芍疏肝解郁,祛瘀生新,改善肝脏微循环,抑制肝纤维化改变,以利于肝细胞再生;枸杞子、女贞子滋补肝肾,增强肝细胞免疫应答;淫羊藿补肾温阳,增强机体的免疫功能,促进抗原转阴和抗体的生成;甘草解毒抗炎,调和诸药。全方补虚不滞邪,祛邪不伤正,温阳不伤津,滋阴不助湿,刚柔相济,共奏益气健脾,清热解毒,化湿祛瘀,补肾壮阳之功。若能随症加减,可使热清毒解,瘀祛肿消,脾气健运,邪去正安,病自愈。

祛毒复肝汤

【方源】

《自拟祛毒复肝汤治疗慢性乙型肝炎 e 抗原阳性 40 例》[胡大庆,等.安徽中医临床杂志,2001,13(1):18]。

【组成】

山豆根、虎杖、连翘、板蓝根、土茯苓各15g,白花蛇舌草20~30g,柴胡、白术、薏苡仁、黄芪各20g,厚朴、茯苓、鸡内金各10g。

每日1剂，水煎2次，早晚饭后顿服。1个月为1个疗程，每疗程后复查肝功能及乙肝五项，共服用6个疗程。

【功效】

清热解毒，养肝益脾。主治慢性乙型肝炎HBeAg阳性者。

【验案】

苏某，男，36岁，1998年6月27日初诊。

主诉：右胁隐痛，劳累后加重，默默不欲饮食，小便黄赤3年余。

病史：患者自1995年发病以来，ALT一直在60～128U/L之间波动，曾多方求治，服用甘利欣、护肝片、肝得健等多种保肝药物，疗效不佳。1997年曾使用安达芬每次300U肌注1个疗程，一度肝功能恢复正常，但病原学指标依旧。

检查：面色灰暗，纳差，小便黄赤，身目俱黄，颈前1枚蜘蛛痣，舌红，苔黄腻，脉弦滑。查体：肝脾肋下未及。肝功能检查：ALT 3221U/L，ALB 38g/L，GLO 32g/L，A/G 1.2。乙肝五项："大三阳"。

中医诊断：胁痛（肝脾失调，湿热蕴结）。

西医诊断：慢性乙型肝炎。

治则：疏肝健脾，清热利湿。

方药：祛毒复肝汤加茵陈20g，黄芩10g，地耳草10g。共进30剂。

二诊：黄疸退尽，肝功能复常；但见口干不欲饮，乏力，右胁隐痛不舒，舌红少苔，脉细弱。证属病久不愈，邪侵正虚，损及肝肾，宜滋肾养肝益阴，乃以祛毒复肝汤，加生地

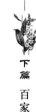

20g，桑寄生、何首乌、白芍、枸杞子各10g。

三诊：90剂后，诸症消失，查肝功能正常，乙肝五项转阴。随访半年无复发。

【按语】

本方以山豆根、连翘、板蓝根、土茯苓、白花蛇舌草清利湿热，理气活血；以黄芪、白术、薏苡仁、鸡内金调脾健胃，肝脾同治。本方重用清热解毒药以祛疫败毒，又不忘养肝益脾以匡扶正气，标本兼治，可收良效。

二子八味汤

【方源】

《自拟二子八味汤治疗慢性乙型肝炎肝功能异常56例》[张振雷．安徽中医临床杂志，2001，13（1）：19]。

【组成】

女贞子12~20g，五味子10g，白花蛇舌草15~30g，蒲公英、刘寄奴、虎杖、垂盆草各15~30g，平地木12~20g，郁金10~15g，丹参12~30g。

每日1剂，水煎2次，分早、中、晚3次服。两周为1个疗程，以两个疗程统计疗效。

【功效】

清热利湿解毒。主治慢性乙型肝炎。

【验案】

林某,男,12岁,1998年5月3日就诊。

主诉:右胁隐痛,乏力纳差3个月。

病史:乙型肝炎("大三阳")病史5年。曾反复查ALT异常,在90~290U/L之间。

检查:小便黄,大便干结。舌边红,苔薄腻,脉小弦。查ALT 270U/L。

中医诊断:胁痛。

西医诊断:慢性乙型肝炎。

治则:清热,利湿,解毒。

方药:女贞子12g,五味子9g,郁金12g,虎杖15g,白花蛇舌草15g,垂盆草15g,板蓝根15g,平地木15g,蒲公英15g,地耳草15g,连翘10g,丹参12g,炙甘草5g,生谷芽、生麦芽各12g。服7剂。

二诊:诉自觉症状减轻,近日少寐,拟上方加夜交藤15g,服10剂。

三诊:自觉不适症状消失,舌红,苔薄白,脉小弦,复查ALT正常。原方去地耳草、板蓝根、连翘,加生白术9g,红枣7个,以巩固疗效。

【按语】

乙型肝炎在治疗上应注意正气的盛衰和病邪的轻重,以及ALT异常变化的情况,以扶正祛邪为原则,祛邪重在清热解毒利湿,对于正虚夹邪,多用甘寒解毒、甘淡利湿之品。用药时一是慎用大苦大寒之剂,以免冰伏不解,乙肝病毒难以清除;二是慎用峻补大温之品,以免闭门留寇,助长内蕴之热毒,使

ALT居高不下,甚至因肝细胞大量坏死而形成重症肝炎;三是还要时时顾护胃气。本方以白花蛇舌草、蒲公英、垂盆草、平地木、虎杖清热解毒利湿,现代药理研究表明大多有抗病毒作用。白花蛇舌草、女贞子含有齐墩果酸,证实有降酶、护肝作用。郁金、丹参能活血通络,疏肝经之瘀,散肝中之结,可促进肝细胞的再生。女贞子、五味子滋补肝肾,实验研究证实有降酶、转阴作用。

养肝健脾解毒汤

【方源】

《养肝健脾解毒法治疗慢性乙型肝炎126例》〔李国安,等.吉林中医药,2001,21(1):18〕。

【组成】

丹参、白芍、黄芪、灵芝、虎杖各15g,太子参、白术、炒柴胡、佛手各10g,垂盆草、白花蛇舌草各30g,甘草5g。

每日1剂,水煎2次,分早晚服。所有病例均配合云芝多糖、维生素C口服,30日为1个疗程,2~3个疗程评定疗效。

【功效】

养肝健脾,祛邪解毒。主治慢性乙型肝炎。

【验案】

王某,男,38岁。

主诉：右胁隐痛，饮食减少，食后脘腹作胀8年余，加重3周。

病史：患者有乙型肝炎病史8年余，3周前因劳累过度而致病情复发。

检查：倦怠乏力，大便稀溏，小便色黄，舌质淡红，苔薄黄腻。肝功能：TBIL 41.3μmol/L。乙肝五项：HBsAg（+），抗-HBe（+）、抗-HBc（+）。B超检查：肝内光点增粗，脾脏稍肿大。

中医诊断：胁痛（病久肝脾两虚，湿热未清）。

西医诊断：慢性活动性乙型肝炎。

治则：养肝健脾，解毒化湿。

方药：丹参、白芍、茵陈、灵芝、虎杖各15g，太子参、炒白术、炒柴胡、茯苓、炒枳壳、佛手各10g，垂盆草、白花蛇舌草各30g，鸡内金、甘草各5g。时予以云芝多糖3粒，每日3次口服；维生素C 0.2g，每日3次口服。

二诊：服7剂后，右胁疼痛，脘腹作胀，纳少乏力明显好转，大便和调。

三诊：继服15剂后，临床症状基本消失，肝功能检查：TBIL正常。以该方继续服用。

四诊：1个月后，自觉症状消失，肝肋下1cm，质Ⅰ~Ⅱ度，无触痛，脾肋下无触及。肝功能检查：ALT正常。乙肝五项检查：HBsAg（-）、抗-HBc（-）、抗-HBs（+）、抗-HBe（+）。B超示肝内光点稍增粗，脾不肿大。为巩固疗效，改汤剂为散剂继续服用。1年多来随访未见复发，已恢复正常工作。

【按语】

乙型肝炎患者主诉右胁隐痛，体倦乏力，腹胀便溏等，为肝脾两虚见症。这些症状反复缠绵，导致正气不足，无力祛邪外出，从而使湿热邪毒久恋，病情迁延不愈。现代医学研究证实，部分慢性乙型肝炎患者免疫功能低下，亦是正气不足的佐证。所以，权衡其正邪的关系，当以正虚为本，邪恋为标，乃本虚标实之证，治宜养肝健脾，解毒化湿，标本兼顾。药用丹参、白芍养血柔肝以滋肝体；太子参、白术、灵芝、佛手益气健脾，补而不腻，合而用之，以治其本。虎杖、垂盆草、白花蛇舌草清化湿热，解毒降酶，用治其标。柴胡疏肝理气，甘草调和诸药。纵观全方，养肝健脾而不留邪，解毒祛邪而不伤正。

疏肝活血汤

【方源】

《疏肝活血法治疗慢性乙型肝炎80例》[章力勤．浙江中医学院学报，2000，24（5）：44]。

【组成】

柴胡15g，白术、白芍、郁金、丹参各12g，茯苓15g，虎杖、薏苡仁、白花蛇舌草各30g，三七5g。

每日1剂，水煎服。

【功效】

疏肝理气，活血化瘀，健脾除湿，清热解毒。主治慢性乙型肝炎。

【验案】

患者，男，44岁，教师，1997年7月22日初诊。

主诉：肝区隐痛，乏力，纳差2年，逐渐加重。

病史：患者自述2年前，自感身体乏力，不欲饮食，肝区隐痛，在某医院检查，结果肝功能异常，"两对半"为"大三阳"，诊断为乙型肝炎。经多方治疗无好转。

检查：舌苔薄，脉弦。查体：肝肋下3cm，质软触痛，脾肿大。肝功能检查：TTT 18U。乙肝五项检查：HBsAg（+），HBeAg（+），抗-HBc（+）。B超检查：肝、脾肿大。

中医诊断：胁痛（肝郁脾虚，瘀血阻络）。

西医诊断：慢性乙型肝炎。

治则：疏肝理气，活血化瘀，清热解毒。

方药：柴胡、白术各12g，丹参、郁金各15g，虎杖、薏苡仁各30g，三七6g，茯苓、白花蛇舌草各20g，桃仁10g。每日1剂，连服15天。

二诊：以上方为基础随症加减。

三诊：连续服药3个月后，患者自觉症状消失，肝、脾正常，连续两次复查肝功能均正常。乙肝五项检查：HBsAg（-），HBeAg（-）。随访2年未复发。

【按语】

中医认为，本病初是以湿热疫毒浸淫，血热毒邪内蕴，正邪交争为主。若余邪未清，正气损耗，病程漫长，以致气血失调，肝郁脾虚，水气互结，血脉瘀阻；后期多属肝肾阴虚，正虚邪实。从临床观察看，本病患者大多有乏力、胁痛、脘腹胀痛、纳差等症状，辨证当属肝脾功能失调。肝郁血瘀，湿热阻滞，脾胃功能失调可贯穿于本病的全过程。治疗应以疏肝理气，活血化瘀，健脾除湿，清热解毒为基本治法。

舒肝解郁化瘀汤

【方源】

《舒肝解郁化瘀汤治疗慢性乙型肝炎86例》［温如丰．山西中医，2000，16（3）：16］。

【组成】

茵陈、板蓝根各30g，丹参24g，茯苓、车前草各20g，白芍18g，地耳草、白花蛇舌草各15g，香附12g，青蒿、郁金、虎杖、鸡内金、大黄、柴胡、党参各10g。

每日1剂，水煎2次，共取液600ml，早晚分服。4周为1个疗程。

【功效】

清热除湿，疏肝解郁。主治慢性乙型肝炎。

【验案】

邱某，男，56岁，工人。

主诉：肝区隐痛，腹胀，厌食油腻，食少纳呆，小便色黄，乏力1年余，加重1个月。

检查：右胁隐痛不适，面色萎黄无华，巩膜轻度黄染，皮肤未见黄染，腹胀，纳差，舌质淡红，苔黄腻，脉弦大。查体：肝脏右肋下3cm，质地较硬，肝区有明显的叩击痛，脾脏未扪及。肝功能检查：TTT 30U。乙肝五项检查：HBsAg、HBeAg、抗-HBc均为阳性。

中医诊断：胁痛。

西医诊断：慢性活动性乙型肝炎。

治则：疏肝，理气，活血，化瘀。

方药：舒肝解郁化瘀汤加减。茵陈、板蓝根各30g，丹参24g，白芍18g，柴胡、党参、郁金、青蒿、虎杖、鸡内金、大黄各10g，茯苓、车前草各20g，地耳草、白花蛇舌草各15g，香附、莱菔子、大腹皮各12g。每日1剂。

二诊：3周后自觉症状明显减轻，食欲大增。继续服用上方。

三诊：3个疗程后，自觉症状及阳性体征基本消失，肝功能恢复至正常范围。随访1年余未见复发。

【按语】

本方用茯苓、党参之类健脾益气，使后天之本旺盛，增强人体免疫机能，促进损伤肝细胞的修复及再生，从而使肝脏修复；茵陈、板蓝根、虎杖、青蒿、地耳草、白花蛇舌草清热解毒，有明显的抗病毒作用；柴胡、白芍、香附疏肝理气解郁，使肝之气机通畅，有利于肝气的疏泄条达；丹参、郁金、大黄、鸡内金攻积导滞，活血化瘀，扩张血管，降低血液黏度，减少血液的阻力，增加肝脏的血流量，改善肝细胞的缺氧状态，使肝之瘀得以消散。党参还可促进白蛋白的合成，增强免疫力，对抵抗乙肝病毒，抑制病毒复制，防治肝硬化，促进肝病痊愈，巩固疗效，均有重要的意义。

益气凉血活血方

【方源】

《益气凉血活血法治疗慢性乙型肝炎60例》［刘悦明．陕西中医，2000，21（1）：10］。

【组成】

黄芪30g，赤芍10~15g，三七（冲）3g，丹参、茜草、丹皮、虎杖各15g。

每日1剂，水煎2次，取液约400ml，分早晚2次温服。3个月为1个疗程。

【功效】

凉血活血，祛瘀止血。主治慢性乙型肝炎。

【验案】

滕某，男，42岁，工人。

主诉：右胁刺痛，口苦，纳差，恶心呕吐1年，加重3天。

病史：1年前某医院诊为乙型肝炎。长期ALT异常。

检查：精神差，舌有瘀点，苔薄白，脉弦涩。巩膜轻度黄染，肝掌阳性，肝肋下可触及，叩痛阳性。肝功能检查：TBIL 43.3μmol/L，ALB 31g/L，GLO 30g/L。乙肝五项检查：HBsAg、HBeAg、抗-HBc均阳性。B超检查：肝区光点均匀、粗大。

中医诊断：胁痛。

西医诊断：慢性活动性乙型肝炎。

治则：益气凉血，活血化瘀。

方药：黄芪30g，当归15g，赤芍、丹参、生地黄、茜草、丹皮、虎杖各12g，郁金、枳壳、白术各10g。

二诊：服药2周后，临床症状基本消失，TBIL 30μmol/L，ALB 34g/L，GLO 30g/L。续服上方。

三诊：6周后，复查ALT、TBIL恢复正常，ALB 36g/L，GLO 28g/L。原方继服以巩固疗效。

【按语】

肝主疏泄及藏血，慢性乙型肝炎患者正气已虚，其邪尚存，病程常迁延不愈，以致瘀久生热，故方中所用赤芍、丹参凉血活血以化瘀；生地黄清热凉血，化瘀生新；茜草苦寒，归肝经，凉血止血，活血祛瘀；丹皮苦辛凉，入心、肝、肾经，清热凉血；黄芪、当归益气养血，补虚固本；虎杖凉血解毒。诸药合用，可奏凉血活血，祛瘀止血之功。

黄芪解毒活血汤

【方源】

《黄芪解毒活血汤治疗慢性乙型肝炎107例》［徐立明.江苏中医，2000，21（10）：22］。

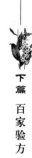

【组成】

炙黄芪30g,太子参、丹参、败酱草、槟榔、山楂各15g,炒白术、当归、大黄、郁金、菟丝子各12g,白花蛇舌草、虎杖、车前草各20g,参三七粉(冲兑)4g。

每日1剂,水煎2次,分早、午、晚3次服。3个月为1个疗程。对中青年患者,另酌情饭后服季德胜蛇药片,每次0.6g,每日3次。

【功效】

益气扶正,清化解毒,活血化瘀。主治慢性乙型肝炎。

【验案】

杨某,男,42岁,教师。

主诉:右胁隐痛,纳呆,嗳气7年,近日加重。

病史:患乙型肝炎7年,曾用中西药治疗无效,多次检查肝功能异常。

检查:面色晦暗,舌质淡红,苔薄黄腻,脉细弦。肝大右肋下2cm,有压痛。肝功能检查:TTT 18U,ZnT 15U,甲胎蛋白(AFP)(-)。乙肝五项检查:HBsAg(+),HBeAg(+)。

中医诊断:胁痛。

西医诊断:慢性乙型肝炎。

治则:益气扶正,清化解毒,活血化瘀。

方药:黄芪解毒活血汤。

二诊:连服15剂,自觉症状消失,复查肝功能正常。嘱服季德胜蛇药片10天后,再服黄芪解毒活血汤15剂,以巩固疗效。

三诊：复查肝功能正常，HBsAg（-），HBeAg（-）。肝超声波检查：肝右肋下0.5cm。随访1年，情况良好，肝功能、乙肝五项复查正常。

【按语】

本病的治疗以"调节免疫，拮抗病毒，改善肝功能，防止纤维化"为纲要。黄芪解毒活血汤以益气扶正，清化解毒，活血化瘀为主要治法，力求提高机体免疫功能，清除乙肝病毒，截断病邪深入，促进肝脏机能恢复。

祛邪扶正汤

【方源】

《祛邪扶正调理气血法治疗慢性乙型肝炎50例》〔王浩．黑龙江中医药，2000，（6）：38〕。

【组成】

茵陈、蒲公英、半枝莲、党参、黄芪各20g，苦参、紫草、重楼、鳖甲、丹参、柴胡、白芍各15g，淫羊藿、五味子、枸杞子、灵芝各12g，甘草6g。

每日1剂，水煎2次，分早晚口服。3个月为1个疗程。

【功效】

清热解毒，补益肝肾，行气化瘀。主治慢性乙型肝炎。

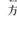

【验案】

刘某，男，46岁，干部。

主诉：右胁疼痛，倦怠乏力，食欲不振4年。

病史：患慢性迁延性乙型肝炎4年。

检查：口干喜饮，睡眠欠佳，腰膝酸软，舌质红，有瘀斑，苔薄黄腻，脉弦略数。肝功能检查：GLO 250g/L，TTT 10U。乙肝五项检查：HBsAg、HBeAg、抗-HBc均阳性。

中医诊断：胁痛（湿热浸淫，正气亏虚，气滞血瘀）。

西医诊断：慢性迁延性乙型肝炎。

治则：清热利湿，凉血解毒，补益肝肾，行气化瘀。

方药：祛邪扶正汤，每日1剂。

二诊：服药3个月后，患者上述症状基本消失。复查肝功能：GLO 60g/L，TTT 3U。乙肝五项检查：HBsAg（+），HBeAg（-），抗-HBc（+）。继续巩固治疗。

三诊：两个月后，复查乙肝五项：抗-HBs、抗-HBc均阳性。

【按语】

本病的治疗原则应是祛邪、扶正、调理气血相结合。方中茵陈、苦参、紫草、重楼、蒲公英、半枝莲均为清热化湿，凉血解毒之品；党参、黄芪、甘草健脾益气；淫羊藿、五味子、枸杞子、灵芝补益肝肾；丹参、鳖甲活血化瘀，软坚散结；柴胡疏肝解郁；白芍养阴柔肝，与柴胡合用，使之疏肝而不伤阴。上述各药配合，共奏清热利湿，凉血解毒，补益肝肾，行气化瘀之功。

现代药理研究表明：柴胡、党参、黄芪、灵芝具有提高机体免疫力，增强抗病毒和清除病毒的能力，并对肝脏有很好的修复作用，主要表现为诱发体内产生干扰素。丹参、鳖甲具有改善肝脏微循环，促进肝细胞修复，抑制肝纤维组织增生等作用。紫草、苦参、重楼、蒲公英、半枝莲均具有抗病毒作用；五味子具有降低 ALT 作用。本方作用全面，适用于慢性乙型肝炎的治疗，效果明显。

愈肝煎

【方源】

《"愈肝煎"治疗慢性乙型肝炎85例》[周琴．江苏中医药，2003，24（5）：21-22]。

【组成】

生黄芪45g，太子参15g，炒白术15g，茯苓15g，鸡内金15g，柴胡6g，郁金12g，白芍20g，虎杖20g，白花蛇舌草30g，平地木15g，丹参30g，土鳖虫12g，女贞子20g。

肝区疼痛加延胡索、香附；黄疸加茵陈、地耳草；湿重加苍术、薏苡仁；肝脾肿大加龟甲、鳖甲；阳虚明显加仙茅、淫羊藿；瘀血明显加赤芍、水蛭；出血加茜草、仙鹤草；浮肿或腹水加猪苓、马鞭草。

上方每日1剂，水煎分早中晚3次服。3个月为1个疗程。

【功效】

益气解毒活血。主治慢性乙型肝炎。

【验案】

朱某,男,40 岁,1997 年 3 月 19 日初诊。

主诉:右胁疼痛,神疲乏力,纳谷不香 1 年。

病史:4 年前患乙型肝炎,1 年前复发。于其他医院先后用肝炎灵、甘利欣、联苯双酯等药治疗,肝功能始终不能恢复正常。

检查:面色萎黄,大便时溏,舌质淡红,苔白腻,脉弦细。肝功能检查:TBIL 44μmol/L,ALT 258U/L,AST 136U/L。HBV DNA 3.86×10^6 拷贝/ml。乙肝五项检查:HBsAg(+),HBeAg(+),抗-HBc(+)。

中医诊断:胁痛。

西医诊断:乙型肝炎。

治则:益气解毒,活血祛瘀。

方药:愈肝煎加茵陈、延胡索。

二诊:连服 20 剂,自觉症状消失,复查肝功能正常。

三诊:继续愈肝煎加减治疗 3 个月,肝功能正常。乙肝五项检查:HBsAg(-),HBeAg(-),抗-HBc(-)。HBV DNA $< 8 \times 10^3$ 拷贝/ml。随访 1 年未复发。

【按语】

愈肝煎选用虎杖、白花蛇舌草、平地木清热解毒,具有消炎、降低血清转氨酶和较强抗乙肝病毒作用。"久病入络入血",丹参、鸡内金、土鳖虫活血化瘀通络,阻断邪气深入,疏通肝脏微循环，防止肝组织纤维化，改善肝细胞的氧气和营养物质的供应，促进肝细胞再生、修复。肝病久延不愈，穷必及肾，取女贞子益先天之本，濡养肝木之体。本方集益气解毒活血于一炉，将补虚扶正，清热解毒，活血祛瘀三法综合运用，临床疗效显著。

愈肝汤

【方源】

《"愈肝汤"治疗慢性乙型肝炎100例》[李继圣．江苏中医，2001，22（7）：23]。

【组成】

生黄芪30g，白术15g，黄精30g，柴胡10g，白芍12g，枳壳12g，丹参20g，焦山楂15g，陈皮10g。

腹胀甚者加炒莱菔子、川朴；胁痛甚者加金铃子散；纳差者加砂仁；便溏者加云苓；黄疸者加茵陈、金钱草；牙龈出血加茅根、仙鹤草；失眠加夜交藤。

上方每日1剂，水煎，分早晚温服。两个月为1个疗程，治疗1~3个疗程。每疗程结束，复查肝功能和乙肝五项、HBV DNA。

【功效】

益气健脾，疏肝解郁，理气止痛。主治慢性乙型肝炎。

【验案】

王某,男,52岁,工人,1996年8月初诊。

主诉:右胁胀痛,纳呆,乏力年余,形体日渐消瘦1个月。

病史:曾诊断为慢性乙型肝炎,服中药200余剂,疗效不显,近1个月病情逐渐加重。

检查:面色暗黄,精神不振,心烦失眠,胃纳差,大便溏,小便黄,舌质淡暗,苔薄白,脉弦细。肝区有压痛、叩击痛。肝功能检查:ALT 189U/L。乙肝五项检查:"大三阳"。HBV DNA(+)。B超检查:提示肝脾肿大。

中医诊断:胁痛(肝郁气滞,脾虚不运)。

西医诊断:慢性乙型肝炎。

治则:疏肝解郁,理气健脾。

方药:生黄芪30g,白术15g,黄精30g,柴胡10g,白芍12g,枳壳12g,丹参20g,焦山楂15g,陈皮10g,砂仁10g,云苓15g,延胡索15g,夜交藤30g。水煎服,每日1剂,早晚分服。

二诊:连服10剂,胁痛减轻,饮食增加。

三诊:再服10剂,睡眠可,精神振作,大便成形,形体渐丰。

四诊:又服10剂,肝功能正常。

五诊:连服上方3个月,复查乙肝五项和HBV DNA转阴。后追访半年,两次复查肝功能正常,乙肝五项及HBV DNA阴性,至今未复发。

【按语】

乙型肝炎可由于湿热病毒侵袭，久恋不解，损伤肝脏，肝失疏泄条达之性，肝气郁滞，由肝及脾，脾失健运之职，出现胁痛、纳呆、便溏、乏力之症，治疗以疏肝健脾为其正法。方取生黄芪、白术、黄精益气健脾，以补后天之本；柴胡、白芍、枳壳疏肝解郁，理气止痛；肝郁日久必然使肝之血络瘀滞不通，故用丹参、焦山楂、陈皮理气活络。诸药合用，能使肝气得疏，肝络得通，脾气健运，食欲增，胁痛止，肝功能恢复，病毒清除。

健脾化瘀汤

【方源】

《健脾化瘀汤治疗慢性乙型肝炎的体会》[陆安锟．中国实验方剂学杂志，2003，9（增刊）：43]。

【组成】

柴胡10g，赤白芍各20g，炒白术10g，当归12g，茯苓12g，甘草5g，生黄芪2g，鳖甲15g，丹参30g，枸杞子20g，白花蛇舌草20g。

黄疸加茵陈20g，制大黄10g，车前子20g，重用赤芍60～100g；腹水加泽泻12g，猪苓12g，炒白术改用生白术60～100g；ALT明显增高加垂盆草30g，败酱草20g；胁痛明显加川楝子12g,延胡索12g,郁金12g,姜黄10g;腹胀明显加佛手片10g,砂仁6g;食欲不振加炒谷麦芽各12g,鸡内金10g;恶心呕吐加制半夏10g,竹茹5g;大便溏烂、次数增多加炒山药30g,焦楂曲各12g;失眠加五味子8g,炒枣仁15g。

【功效】

疏肝解郁,健脾益气,活血化瘀,清热解毒。主治慢性乙型肝炎。

【验案】

王某,男,21岁,工人。

主诉:右胁隐痛作胀1年,逐渐加重。

病史:患者年前检查肝功能:ALT 146U/L。乙肝五项检查:HBsAg(+)、抗-HBs(-)、抗-HBc(+),HBeAg(+)、抗-HBe(-),呈"大三阳"。经多方治疗,症状加重。

检查:肝功能检查:ALT 162U/L。乙肝五项检查:"大三阳"。脉弦细,苔薄腻,舌偏胖,边有瘀点。

中医诊断:胁痛。

西医诊断:慢性乙型肝炎。

治则:疏肝解郁,健脾益气。

方药:健脾化瘀汤加垂盆草30g,败酱草20g,郁金12g,姜黄10g。水煎服。

二诊:服药7天后纳食增加,右胁隐痛作胀好转,续服前方。

三诊:续服28天,右胁隐痛作胀消失,纳食增加,精神好转。肝功能检查:ALT 38U/L。

四诊：续服健脾化瘀汤半年余，无自觉不适，肝功能检查正常，乙肝五项检查仍为"大三阳"。能在工厂上班工作，以后间日服用健脾化瘀汤至今，多次复查肝功能均正常。

【按语】

乙型肝炎可因湿热毒邪侵袭机体，停于血分，致使正气亏损，气血失调所致。正虚邪恋，虚实夹杂是基本病理特点，脾气虚弱和瘀血阻络始终贯穿于其中。健脾化瘀汤具有疏肝解郁，健脾益气，活血化瘀，清热解毒之功效，能修复肝病理组织损伤，防止纤维化，抑制乙肝病毒复制和抗病毒，且能较好地双向调节机体免疫功能，因此治疗本病有较好疗效。但由于慢性乙型肝炎病机复杂，属于自身免疫性疾病，临床呈慢性迁延过程，免疫反应复杂且反复发作，故应坚持长期服药，疗程应不少于6个月，如能连续服药1年以上，疗效尤佳。

健脾解毒活血汤

【方源】

《健脾解毒活血汤治疗慢性乙型肝炎46例临床观察》[姜卓.吉林中医药，2001，(5)：16]。

【组成】

太子参30g，黄芪30g，白术30g，山药30g，丹参15g，当归12g，泽兰10g，败酱草30g，白花蛇舌草30g，虎杖15g，陈皮10g，生山楂15g。

肝区痛剧加延胡索、川楝子；伴黄疸者加茵陈、地耳草；湿盛加苍术、厚朴；肝脾肿大加穿山甲、鳖甲；瘀血明显加土鳖虫、三棱；出血倾向加紫草、茜草；浮肿或腹水加马鞭草、车前子。

每日1剂，早晚各煎200ml口服。1个月为1个疗程。每疗程复查肝功能及乙肝五项，总疗程为3个月。

【功效】

健脾益气，清热解毒。主治慢性乙型肝炎。

【验案】

崔某，男，45岁，1998年8月12日初诊。

主诉：肝区隐痛，乏力，纳差，腹胀，尿黄1个月。

病史：患者患乙型肝炎6年，肝功能反复异常，中西药治疗未效。

检查：面色晦暗，精神不振，舌质红，边有紫斑，苔薄黄，脉弦细。肝功能检查：ALT 520U/L，GGT 326U/L，ALP 280U/L。乙肝五项：HBsAg（+），HBeAg（+），抗-HBc（+）。

中医诊断：胁痛。

西医诊断：慢性乙型肝炎。

治则：活血化瘀，健脾益气。

方药：健脾解毒活血汤加地耳草30g，紫草15g。每日1剂，早晚各煎服1次。

二诊：1个疗程后，自觉症状明显好转，肝功能各项指标明显改善。随症加减继续治疗。

三诊：3个月后精神、体力正常，复查肝功能全部正常。乙肝五项：HBsAg（+）、抗-HBc（+）。随访1年，症状无反复，乙肝五项无变化。

【按语】

方中太子参、黄芪、白术、山药补气健脾；丹参、当归、泽兰活血通络；白花蛇舌草、败酱草、虎杖清热解毒。现代药理研究表明，太子参、黄芪、白术等药物对改善人体免疫功能有效，应用得当，可激活肝细胞产生免疫应答，清除乙肝病毒，使肝功能恢复正常；丹参、当归、泽兰有明显改善肝纤维化，改善肝脏微循环的作用；白花蛇舌草、败酱草、虎杖具有消炎、降低血清转氨酶和较强的抗乙肝病毒作用。

解毒化瘀方

【方源】

《解毒化瘀方法治疗慢性乙型肝炎60例》[郑功泽．光明中医，2003，18（104）：54]。

【组成】

虎杖15g，赤芍30g，丹参30g，郁金12g，败酱草30g，贯众15g，苦参10g，白花蛇舌草30g，黄芪15g，炙甘草9g。

每日1剂，水煎分早、晚两次口服，3个月为1个疗程，连用2个疗程。每个疗程结束复查乙肝五项和HBV DNA，每月复查1次肝功能。

【功效】

解毒化瘀。主治慢性乙型肝炎。

【验案】

李某，男，32岁，工人，1998年3月10日初诊。

主诉：右胁肋疼痛不适，困倦乏力，食少腹胀2周。

病史：自述有肝炎病史两年，ALT时常反复，病情时轻时重。

检查：面色淡暗无华，精神不振，舌质红，苔薄黄，脉弦细。巩膜无黄染，肝区叩击痛，无蜘蛛痣及肝掌。肝功能：ALT 346U/L，AST 106U/L，TBIL 32μmol/L，DBIL 10.21μmol/L。乙肝五项：HBsAg（+），HBeAg（+），抗-HBc（+）。

中医诊断：胁痛（肝郁脾虚，瘀毒内蕴）。

西医诊断：慢性乙型肝炎。

治则：疏肝健脾，解毒化瘀。

方药：解毒化瘀方去黄芪、甘草。早晚口服，每日1剂。

二诊：连续两个疗程，HBsAg转阴，肝功能恢复正常，自觉症状消失。随症加减。

三诊：继服两个月以巩固疗效，随访1年未见复发。

【按语】

乙型肝炎患者因肾受累尤著，精亏气虚，不能逐邪外出，易于隐伏血分，致毒瘀结，久蕴难去。方中虎杖、赤芍、丹参凉血活血化瘀；败酱草、贯众、白花蛇舌草、苦参清热解毒利湿；郁金理气解郁，疏肝利胆；黄芪、炙甘草健脾益气，扶正固本。全方合用，清解血分之毒邪，祛除血中之瘀滞，消散瘀毒之结聚，以祛邪为主，兼顾肝脾。

益肝汤

【方源】

《益肝汤治疗慢性迁延性乙型肝炎168例》［刘俐．中国中医药信息杂志，1998，5（9）：34］。

【组成】

黄芪、麦芽、白花蛇舌草各30g，党参、白术、茯苓、郁金、丹参各15g，穿山甲、柴胡各10g，淫羊藿、女贞子各12g。

肝郁脾虚加白芍、佛手；脾肾气虚加山药、砂仁；湿热未尽加蒲公英、虎杖、薏苡仁；肝肾阴虚去黄芪、党参、白术、茯苓加山茱萸、生地黄、鳖甲、沙参、麦冬。

每日1剂，水煎服，3个月为1个疗程，一般1～2个疗程。

【功效】

健脾益肾，扶正固本，疏肝活血兼清疫毒。主治慢性迁延性乙型肝炎。

【验案】

李某，男，38岁，干部，1996年4月20日初诊。

主诉：腹胀，乏力，纳差，胁痛 3 年，近日加重。

病史：患乙型肝炎 3 年余，反复出现乏力，腹胀，纳差，胁痛，肝功能异常。曾口服肝泰乐、维生素 B_1、维生素 C，静脉注射聚肌胞效果不显。

检查：小便黄，大便溏滞不爽，舌淡苔薄黄腻。肝大，剑突下 2cm，右胁缘下 1cm，质中等，有压痛；脾于左侧卧位可触及边缘。肝功能：ALT 275U/L。乙肝五项："大三阳"。

中医诊断：胁痛（肝郁脾虚，湿热稽留）。

西医诊断：慢性迁延性乙型肝炎。

治则：健脾补肾，疏肝解郁，佐以清热利湿解毒。

方药：益肝汤加蒲公英、白芍、虎杖、薏苡仁。

二诊：服药 20 剂后，自觉症状消失，3 个月后肝功能恢复正常。继服上方。

三诊：服药 1 个月，HBsAg、HBeAg、抗-HBc 转阴。随访 1 年，肝功能复查 3 次均无异常。

【按语】

方中黄芪、党参、白术、茯苓益气健脾；淫羊藿、女贞子补肾；丹参、郁金活血化瘀；柴胡疏肝理气，升发肝胆清阳；穿山甲软坚散结，消积通络；白花蛇舌草甘寒，利湿解毒而不伤正；麦芽疏泄肝胆，行气散血，消食和中。诸药相合，有健脾益肾，扶正固本，开阳通阳，疏肝活血兼清疫毒之效。现代药理研究证明，益气补益药均有提高细胞免疫功能的作用，黄芪还可诱生干扰素，具有调解人体免疫功能的双向作用。疏肝活血药可改善微循环和肝脏血灌注量，使肝细胞代谢加快，消除肝细胞肿胀，有促进肝细胞修复，降酶等作用。清热利湿解毒药抗乙肝病毒作用明显,并能改善肝细胞变性,调整免疫功能。

清消补肝汤

【方源】

《清消补肝汤治疗乙型肝炎 106 例》[刘玉材.现代中西医结合杂志,2001,10(5):444-445]。

【组成】

白花蛇舌草 30g,丹参 30g,黄芪 30g,板蓝根 20g,郁金 10g,何首乌 10g,大黄 10g,薏苡仁 20g,白术 10g,甘草 6g。

湿热重而伴黄疸者加茵陈 25g,泽泻 10g;脾虚失运纳呆、便溏者加太子参 15g,云苓 15g;肝气郁结胁痛重者加柴胡 10g,川楝子 10g;肝阴不足目涩、口干者加枸杞子 10g。

每日 1 剂水煎服,1 个月为 1 个疗程。注意休息,戒烟酒,避风寒,忌食生冷滋腻之品。

【功效】

清热解毒化湿,疏肝活血化瘀,益气健脾养肝。主治乙型肝炎。

【验案】

患者,男,42 岁,1995 年 4 月 2 日初诊。

主诉：右上腹反复胀痛，乏力5年余。

病史：既往曾就诊多家医院，均确诊为慢性乙型肝炎，予口服肝必复、灭澳灵，肌肉注射肝炎灵、静脉注射强力宁及煎服中药汤剂等多种治疗（具体不详），症时轻时重，肝功能反复异常。乙肝五项：HBsAg（＋），HBeAg（＋），抗－HBc（＋），抗－HBe（－），抗－HBs（－）。近来患者又因右上腹胀痛加重来本院就诊。

检查：右上腹胀痛，乏力，纳呆，面色㿠白而暗，口干苦，夜寐尚安，小便黄，大便尚调，舌暗淡，苔薄黄，脉细濡。皮肤、巩膜无黄染，无肝掌及蜘蛛痣，心肺听诊（－），肝脾肋下未触及。肝功能：ALT 198U/L。彩超：提示慢性肝损害，继发胆囊炎。

中医诊断：胁痛（肝胆湿热，肝郁脾虚）。

西医诊断：慢性乙型肝炎。

治则：清热解毒化湿，疏肝利胆健脾。

方药：白花蛇舌草30g，丹参30g，黄芪30g，大黄（后下）10g，金钱草20g，郁金10g，何首乌10g，白术10g，云苓15g，薏苡仁20g，青皮10g，甘草6g。每日1剂，水煎服，同时予肝炎灵4ml，每日1次肌注；维生素C 0.2g，每日3次口服。

二诊：治疗1个月后，右上腹胀痛减轻，口干乏力，纳谷增多，小便稍黄，大便调。复查肝功能：ALT＜25U/L。乙肝五项：HBsAg（－），抗－HBe（＋），余同前。原方去金钱草、青皮，加板蓝根20g，女贞子10g，陈皮10g，继服两个月。

三诊：两个月后，诸恙悉除，复查肝功能已恢复正常。乙肝五项：HBsAg（-），HBeAg（-），抗-HBc（+），抗-HBe（+），抗-HBs（+）。嘱患者继续戒烟酒，避风寒，不从事重体力劳动。以后3次复查肝功能均无异常，乙肝五项复查亦无异常变化。两年后随访未复发。

【按语】

清消补肝汤中重用白花蛇舌草30g，为主药。肝郁气滞血瘀者宜消，消法是指疏肝活血化瘀。活血化瘀能改善肝脏微循环，减少病变部位缺血，加速病灶修复，促进肝细胞再生。方中用丹参30g，亦为主药，脾虚肝阴不足者宜补，补法是指益气健脾养阴。现代药理研究认为，益气健脾药具有调节机体免疫的作用，而乙型肝炎久难治愈多与机体免疫功能失调或低下有关，故本方又重用具有益气健脾作用之黄芪30g，亦为主药。

方中又以板蓝根助白花蛇舌草清热解毒；以郁金助丹参活血化瘀，兼疏肝理气；以白术助黄芪益气健脾，兼化湿邪，共为辅药。方中又用大黄清热解毒，兼化瘀通腑；用薏苡仁健脾化湿；用何首乌养血柔肝，与黄芪共同调节机体的免疫功能；用甘草益气，调和诸药。

全方围绕乙型肝炎的发病机理，采取辨证与辨病相结合的方法，重用白花蛇舌草、丹参、黄芪三药，一清一消一补共为主药，清、消、补兼施，共奏清热解毒化湿，疏肝活血化瘀，益气健脾养肝之效。

升降散

【方源】

《升降散为主治疗乙型肝炎52例》［吴沛田．新中医，2002，34（2）：58-59］。

【组成】

蝉蜕8~10g，僵蚕9~15g，姜黄9g，大黄6~15g。

湿热邪毒偏重，见尿黄口苦、身黄目黄，苔黄腻者，加虎杖、茵陈、滑石、蒲公英、白花蛇舌草等；脾虚肝郁，见体倦乏力，纳呆胁痛，舌淡脉沉者，加香附、郁金、茯苓、党参、莱菔子、贯众等；脾虚为主，见头晕乏力，腹胀便溏，加党参、白术、山药、半边莲等；脾肾阴虚，见腰膝或少腹不适、乏力肢肿、便溏尿短，舌淡脉沉者，加黄芪、女贞子、太子参、茯苓、桑寄生、淫羊藿等；肝肾阴虚，见腰酸耳鸣，五心烦热，咽干口燥者，升降散去姜黄，加山茱萸、白花蛇舌草、女贞子、旱莲草、虎杖、大青叶、玄参等。

每日1剂，水煎分2次服，两个月为1个疗程。患者治疗时间在2~3个疗程以上。

【功效】

调和气血，主治乙型肝炎。

【验案】

殷某，男，39岁，1996年4月16日初诊。

主诉：两胁隐痛，神疲乏力，心烦口干加重1个月。

病史：患乙肝6年余，曾住院治疗。近年来肝功能有时异常，经治疗后缓解。

检查：肝肋下约2cm，质中，有触痛，脾未触及。肝功能：TBIL 32μmol/L。乙肝五项：HBsAg、HBeAg、抗－HBc均为阳性。B超：肝稍大，内部回声光点明显增粗。

中医诊断：胁痛（湿毒蕴结，肝脾不和，肝肾亏虚）。

西医诊断：慢性乙型肝炎。

治则：调和气血，解毒祛湿。

方药：升降散加半边莲、白花蛇舌草、女贞子、淫羊藿、香附、白芍、丹参。

二诊：随证加减治疗3个月，诸症消失，B超检查未见异常，肝功能正常，乙肝五项复查均为阴性。续服上方两个月未见异常。随访两年未见复发。

【按语】

升降散出自清代名医杨栗山《伤寒温疫条辨》，其组成既有气分药蝉蜕、僵蚕，又有血分药姜黄、大黄。全方使气血调和，升降畅通，符合肝藏血、主疏泄之体阴用阳特点，故以此方为主，配用祛湿、解毒、调血、扶正之品，用于治疗慢性乙型肝炎而奏效。

乙肝平

【方源】

《乙肝平治疗慢性乙型肝炎200例》[张振榆,等.陕西中医,2003,24(1):30-31]。

【组成】

半枝莲、土茯苓、白花蛇舌草、生黄芪、丹参、旱莲草各15g,龙胆草、郁金、鸡内金、桑寄生、板蓝根、猪苓、虎杖、香附、柴胡各10g,木通、竹叶、知母各6g。

水煎服,每日1剂。

【功效】

清热利湿,活血行气,益气滋阴,平肝解毒。主治慢性乙型肝炎。

【验案】

姜某,女,29岁,1998年1月3日初诊。

主诉:右胁部间断性疼痛两年。

检查:腹胀,厌油物,口苦口干,恶心,纳食减少,身体渐消瘦,小便黄,夜晚五心烦热,精神疲倦,舌质红,苔黄脉弦细数。乙肝五项:HBsAg(+),HBeAg(+),抗-HBc(+)。肝功能:ALT 111U/L。

中医诊断:胁痛。

西医诊断：慢性乙型肝炎。

治则：清热利湿，行气活血，解毒平肝，益气养阴。

方药：方用乙肝平。连服30剂，后配乙肝散服1个月。

二诊：自觉症状完全消失，面色红润，精神好，体重增加，肝功能检查正常。乙肝五项：HBsAg、HBeAg、抗－HBc转阴。

【按语】

方中龙胆草、郁金、鸡内金能降低转氨酶；虎杖、木通、柴胡能降低总胆红素；半枝莲、白花蛇舌草、板蓝根、土茯苓清热解毒；丹参活血化瘀；猪苓、竹叶利湿使毒邪从小便而出；生黄芪、旱莲草、桑寄生益气补肾，扶正祛邪。诸药合用，补而不滞，祛邪而不伤正，共奏清热利湿，活血行气，益气滋阴，平肝解毒之功。

乙肝清毒扶正汤

【方源】

《乙肝清毒扶正汤治疗乙肝115例》［李振爽，韩庆亮，陈霞.实用中医药杂志，2001，17（11）：15］。

【组成】

茵陈、猪苓、虎杖、蒲公英、连翘、枸杞子、何首乌、赤芍、郁金、丹参、山楂各15g，女贞子30g，甘草10g。

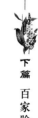

转氨酶高、肝功能不正常者加柴胡、五味子、败酱草;早期轻度肝硬化者加桃仁、红花等;气虚明显者加黄芪、云苓、白术、太子参等;病久阳虚者加杜仲、巴戟天、淫羊藿等,甚者加附子、肉桂。

每日 1 剂,水煎分 2 次服。治疗 3 个月为 1 个疗程,一般 1 个疗程后统计疗效。

【功效】

益气养阴,清热除湿解毒。主治乙型肝炎。

【验案】

患者,男,12 岁,1993 年 4 月就诊。

主诉:右胁下疼痛,纳差,乏力数月。

检查:尿黄,舌红苔厚腻,脉弦数,余正常。乙肝五项:HBsAg(+),HBeAg(+),抗-HBc(+)。

中医诊断:胁痛。

西医诊断:乙型肝炎("大三阳")。

治则:解毒除湿,扶正固本。

方药:乙肝清毒扶正汤加柴胡、五味子各 10g,败酱草 30g,大黄 6g。水煎服,每日 1 剂,早晚分 2 次服。

二诊:守方服药 1 个月,纳差、尿黄、肝区疼痛消失,查肝功能正常,乙肝五项指标无变化,仍乏力,舌红少苔,脉弦细。上方去柴胡、五味子、大黄,加山茱萸 15g,黄精 30g。

三诊:连服 2 个月,全身症状消失,肝功能正常,乙肝五项指标全部为阴性。连续 3 年复查肝功能及乙肝五项指标均正常。

【按语】

方中枸杞子、女贞子、何首乌等均有调节机体免疫功能的作用，并不同程度地抑制乙肝病毒，清除抗原体复合物，改善肝功能，防止肝细胞坏死。诸药并用，可起到显著的益气养阴，清热除湿解毒，活血化瘀，扶正固本的作用，从而可提高机体免疫力，清除乙肝病毒，改善肝脏微循环，恢复肝功能，以达治愈之目的。

茵薏四逆散

【方源】

《茵薏四逆散治疗乙型肝炎42例》［龚时贤．陕西中医，2001，22（7）：400－401］。

【组成】

茵陈、柴胡、白芍、赤芍、枳壳各10g，薏苡仁30g，甘草5g。

每日1剂，水煎，每日分早晚2次口服。1个月为1个疗程。

【功效】

疏肝利胆，理脾和胃。主治乙型肝炎。

【验案】

沈某，男，44岁，干部，1998年9月10日就诊。

主诉：肝区隐隐作痛，脘腹饱胀1年余。

病史：有乙型肝炎病史1年余，曾在某医院住院治疗。

检查：头昏，恶心欲呕，胃纳不佳，大便溏，小便黄，舌嫩红，苔厚腻，脉弦。肝肋下两指，脾未及。B超：肝脾肿大，肝内部回声光点增粗。乙肝五项：HBsAg、HBeAg、抗-HBc均为阳性。肝功能：ALT 700U/L，TBIL 32μmol/L。

中医诊断：胁痛（寒湿困脾）。

西医诊断：乙型肝炎。

治则：温化寒湿，疏肝和胃。

方药：茵薏四逆散加减。茵陈、柴胡、白芍、赤芍、枳壳、苍术、白术、厚朴、泽泻、苏梗各10g，薏苡仁、茯苓各30g，焦山楂15g，干姜、桂枝、甘草各5g。每日1剂，水煎温服。

二诊：服药1周后，肝区隐痛、脘腹饱胀明显减轻，食欲增加，大便成形。以上方为主增减。

三诊：服药1个月后，自觉症状消失，ALT降至正常。再用药调理1个月，乙肝五项转阴。随访两年，未见复发。

【按语】

乙型肝炎患者有右胁疼痛、纳差等表现，多由湿邪或湿热之邪困脾或侵扰肝胆所致。湿邪疫毒持续感染使乙肝缠绵难愈。湿毒留滞，肝脾不和，导致肝气郁滞，气血不利，或化热伤阴，或耗伤正气，形成诸多变证。故用茵薏四逆散加减，茵陈、薏苡仁化湿解毒；由柴胡、芍药、枳壳、甘草组成的四逆散善于调理气机，能疏肝利胆，理脾和胃。肝脾枢机运转，气机通达，则脏腑功能复常，气血阴阳调和。

乙肝汤

【方源】

《乙肝汤治疗乙型肝炎150例》[李志坚,等.中国民间疗法,2001,9(9):36]。

【组成】

黄芪30g,茵陈30g,丹参30g,虎杖15g,白花蛇舌草30g,白术15g,五味子15g。

肝脾肿大者加郁金10g;湿重者加茯苓30g,薏苡仁30g;胁痛者加川楝子10g,延胡索10g;腹胀者加大腹皮15g。

上药每日1剂,水煎分2次服,3个月为1个疗程,每疗程结束后复查肝功能。

【功效】

扶正保肝,解毒化瘀。主治乙型肝炎。

【验案】

孙某,男性,32岁。

主诉:右胁肋胀痛1年,纳差乏力月余。

病史:患者反复出现肝功能异常,HBsAg阳性1年余而来诊。

检查:面色萎黄,精神抑郁,腹胀便溏,苔白,脉弦细。肝右肋下2cm,有触痛。肝功能:ALT 280U/L,AST 50U/L,

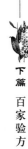

ALP 180U/L。乙肝五项：HBsAg、抗-HBc、HBeAg 均阳性。

中医诊断：胁痛（肝郁脾虚血瘀）。

西医诊断：慢性迁延性乙型肝炎。

治则：疏肝健脾，解毒化瘀。

方药：乙肝汤加郁金、白芍。

二诊：服 30 剂后自觉症状消失，肝功能各项指标明显改善。随症加减。

三诊：继服 30 剂后，肝功能各项指标正常，HBsAg 转阴。随访 3 年未复发。

【按语】

方中黄芪、白术有提高免疫力的作用；虎杖、茵陈、白花蛇舌草有抑制 HBsAg 的作用，可减轻肝细胞变性及坏死；丹参有改善肝内微循环，防止纤维化，促进肝细胞再生作用；五味子能降酶保肝。故本方对乙型肝炎患者的肝功能有明显的改善作用，且有抗病毒的功能。

健脾益肾解毒活血汤

【方源】

《自拟健脾益肾解毒活血汤治疗慢性乙肝 56 例》［冯圣林．四川中医，2002，20（9）：45］。

【组成】

黄芪 20g，党参、茯苓、白术、郁金各 15g，蒲公英、虎杖、土茯苓、垂盆草各30g，五味子、淫羊藿、山药各20g，甘草10g。

黄疸重加茵陈60g，赤白芍各40g；下肢困倦重加薏苡仁30g，牛膝20g；胁痛甚加川楝子15g，郁金25g；腹胀甚者加大腹皮20g，厚朴15g，砂仁10g；头晕加钩藤20g，菊花10g；食欲不振加鸡内金12g，重用山楂20g；ALT持续不降加龙胆草8g，生甘草20g，五味子重用至30g；偏肝阴虚加女贞子、枸杞子各15g；肾虚加山药30g，枣皮12g；气虚加太子参20g，黄芪加大用量至40g；湿明显或有腹水加泽泻20g，益母草30g。

每日水煎服1剂，每月3次，3个月为1个疗程，两个疗程统计疗效。

【功效】

健脾益肾，解毒活血。主治慢性乙型肝炎。

【验案】

张某，男，29岁，1998年3月6日初诊。

主诉：反复感肝区胀痛，伴双下肢乏力，食欲减退4年，复发加重1个月。

检查：舌淡紫苔薄黄，脉细弦。肝功能：ALT 476U/L，AST 384U/L，A/G 35.1/33.7。乙肝五项：HBsAg（+），HBeAg（+），抗-HBc（+）。

中医诊断：胁痛（脾虚肝郁，瘀毒蕴结）。

西医诊断：慢性乙型肝炎（重度）。

治则：疏肝健脾，解毒活血。

方药：黄芪、淫羊藿、五味子、山药各20g，党参、茯苓、白术、郁金各15g，蒲公英、土茯苓、虎杖、垂盆草各30g，甘草10g，牛膝20g。每日煎服1剂。

二诊：连续用药两个疗程。临床症状消失，肝功能正常，乙肝五项转阴。随访1年未复发，乙肝五项检查发现抗–HBs（＋）、抗–HBc（＋）。

【按语】

健脾益肾解毒治血汤由四君子汤加味而成。四君子汤加黄芪益气健脾托毒；加蒲公英、虎杖、土茯苓清热解毒利湿；加淫羊藿、山药、牛膝益肾；垂盆草、牛膝、虎杖活血；五味子、垂盆草还能降酶护肝。方中妙用黄芪、蒲公英能益气托毒利水，加入配方中，既能益气健脾以扶正祛邪，又能利湿以托毒外出，提高疗效。

柔肝健脾方

【方源】

《自拟柔肝健脾方治疗乙型肝炎84例报告》［段昭侠．贵阳中医学院学报，2002，24（1）：22–23］。

【组成】

当归、生地、赤芍、郁金、太子参、白术、茯苓、黄精、白花蛇舌草、茵陈、泽泻、山楂各15g，丹参、黄芪各30g，生甘草、五味子各12g。

以上诸药共为细末,过100目筛,装胶囊,每个重约0.5g,每次3粒,每日2次,6个月为1个疗程。

【功效】

柔肝健脾。主治乙型肝炎。

【验案】

袁某,女,43岁,1999年3月19日就诊。

主诉:患者右胁下隐痛,乏力5年。

检查:肝区隐痛,乏力,胸闷嗳气,口干,口苦,头晕,烦躁易怒,纳呆,舌红,苔薄白,脉弦细数。乙肝五项:HBsAg、HBeAg、抗-HBc均为阳性。

中医诊断:胁痛(肝郁脾虚)。

西医诊断:乙型肝炎。

治则:柔肝健脾,解毒利湿。

方药:柔肝健脾方。

二诊:6个月后患者自主症状均消失,复查乙肝五项HBsAg、HBeAg、抗-HBc均转阴。为巩固疗效,嘱其再服3个月。1年后随访未见复发。

【按语】

方中当归、生地、丹参、赤芍、郁金、山楂养血柔肝;黄芪、太子参、白术、茯苓、生甘草、黄精健脾渗湿;生甘草、白花蛇舌草、五味子、茵陈、泽泻解毒利湿。全方共奏扶正祛邪之功。同时当归对非特异性和特异性免疫功能都有增强作用;生地煎剂有保护肝脏,防止肝糖原减少的作用,生地能抑制体液免疫,减少免疫复合物的形成。丹参、赤芍、郁金活血化瘀，扩张血管，改善肝内微循环，增加肝脏的血流量，抑制血小板及粒细胞聚集，改善血流变性及肝细胞代谢，调整免疫功能，有抗氧自由基、抗纤维化作用。生山楂能增加胃中酵素，促进消化，降低胆固醇，防止甘油三酯在肝脏内积蓄。

益气活血解毒汤

【方源】

《自拟益气活血解毒汤治疗慢性乙型肝炎126例》[罗忠民.成都中医药大学学报，2002，25（2）：11-12]。

【组成】

茯苓20g，生白术、白芍、紫丹参、郁金、重楼、虎杖、猪苓各15g，柴胡8g，三七10g，太子参20g，黄芪、白花蛇舌草各30g。

湿热中阻者，去太子参、黄芪、白术、白芍，加茵陈、黄柏、蒲公英；脾虚者加薏苡仁；肝肾阴虚者，去三七、茯苓、黄芪，加生地、枸杞子、桑椹子、女贞子、沙参；血虚阻络，肝区疼痛甚者，去重楼、茯苓，加鳖甲、生山楂、鸡内金、炮山甲、土鳖虫。

【功效】

健脾益气，活血解毒。主治慢性乙型肝炎。

【验案】

朱某,女,28岁,汉族,律师,1997年2月14日初诊。

主诉:肝区隐痛,伴困倦乏力1年余。

病史:患者于1年多以前自觉肝区不适,疲乏无力,到某医院检查,肝功能异常,乙肝五项检查结果为"大三阳"。经多方治疗,疗效不显。近来因工作劳累而病情加重,故来我院门诊求治。

检查:神情抑郁,倦怠乏力,食欲欠佳,胁胀而痛,脉弦,舌质略红,舌尖有少量瘀点。肝在肋下3cm,质软,有触痛,脾在肋下2cm。肝功能:ALT 20U/L。乙肝五项:HBsAg(+),HBeAg(+),抗-HBc(+)。B超:肝脾肿大。

中医诊断:胁痛(肝郁脾虚,瘀血阻络,余毒内伏)。

西医诊断:乙型肝炎,肝脾肿大。

治则:健脾疏肝,活血解毒。

方药:益气活血解毒汤加减。柴胡8g,生白术、郁金、白芍、虎杖、鸡内金各15g,当归12g,紫丹参、太子参、生山楂各20g,三七、土鳖虫各10g,白花蛇舌草、黄芪各30g。

二诊:以上方为基础方,随症加减,服药4个月后,患者自觉症状消失,肝脾肿大回缩至正常范围,经两次复查肝功能,结果正常。乙肝五项检查全部正常。随访1年半,未见复发。

【按语】

本方以黄芪、太子参、白术益气补脾,既可培土御木,防肝妄之伤,益气之品又可扶正以祛内恋之邪。柴胡、郁金疏肝调气,解肝木之郁。当归、白芍柔肝养血,使肝木不妄。丹参、三七、土鳖虫、山楂、鸡内金活血化瘀，治肝络瘀阻。更以白花蛇舌草、虎杖清解余毒。

扶正活血解毒祛湿汤

【方源】

《扶正活血解毒祛湿汤治疗慢性乙型肝炎90例》［刘军，等．实用中医内科杂志，2006，20（3）：280］。

【组成】

党参15~30g，黄芪20~30g，白术15~20g，淫羊藿10~20g，柴胡10g，丹参15~30g，赤芍15~30g，土茯苓15~30g，虎杖15~20g，珍珠草20~30g，茵陈20~50g，垂盆草15~30g，白花蛇舌草15~30g，白芍15~30g，甘草10g。

每日1剂水煎服，分2次口服，30天为1个疗程，可服2~4个疗程。

【功效】

扶正祛邪，活血化瘀。主治慢性乙型肝炎。

【验案】

白某，女，19岁，2001年3月28日就诊。

主诉：脘胁胀痛，恶心厌油反复发作8个月，加重7天。

检查：食少纳呆便溏，倦怠乏力，尿黄如油，失眠，面色晦暗，舌质暗红，苔薄白微腻，脉弦细。肝区叩痛。B超：肝回声密集。肝功能：TBIL 62μmol/L。乙肝五项：HBSAg（+），HBeAg（+），抗-HBc（+）。

中医诊断：胁痛（湿阻中焦，脾失健运，胃失和降，肝失疏泄）。

西医诊断：慢性活动性乙型肝炎。

治则：健脾除湿，疏肝活血。

方药：扶正活血解毒祛湿汤加减。党参15g，黄芪30g，白术15g，淫羊藿10g，柴胡10g，丹参20g，赤芍30g，土茯苓20g，虎杖20g，珍珠草30g，茵陈20g，垂盆草30g，白花蛇舌草20g，白芍20g，泽兰30g，砂仁10g，陈皮15g，甘草10g。

二诊：共服药30剂，症状消失，肝功能恢复正常。乙肝五项：抗-HBs（+），抗-HBe（+），抗-HBc（+）。随访1年，未复发。

【按语】

本方旨在扶正祛邪，扶正以补肾健脾为主，因肾为先天之本，肝肾同源，扶正固本可调节或提高机体免疫功能，增加机体抗病毒能力，从而起到调肝养肝的作用。祛邪可针对病因治疗，现代医学研究表明，祛邪之品多有不同程度的抑制乙肝病毒、保肝降酶作用。湿热疫毒伏于血分，久病必瘀，活血化瘀是针对慢性乙型肝炎病机。现代研究表明，活血化瘀之品具有清除免疫复合物，改善微循环，增加肝血流量，抑制肝纤维化的作用。黄芪、党参、白术、淫羊藿、柴胡、丹参、赤芍、土茯苓、虎杖、珍珠草、白花蛇舌草等共奏扶正祛邪，活血化瘀之效。

肝病一号

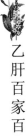

【方源】

《肝病一号治疗乙型肝炎 100 例》［薛惠义．陕西中医学院学报，2006，29（4）：21－22］。

【组成】

柴胡 10g，虎杖 30g，白花蛇舌草 30g，白芍 30g，川芎 12g，枳壳 6g，香附 6g，甘草 5g，黄柏 10g，猪苓 15g，薏苡仁 30g，丹参 15g。

水煎服，每日 1 剂，分 2～3 次服。

【功效】

疏肝柔肝，利湿解毒活血。主治乙型肝炎。

【验案】

彭某，男，40 岁，职工，2003 年 1 月 15 日就诊。

主诉：胁痛，不思饮食 8 月余。

病史：患者于 2002 年 5 月因乏力，胁痛，不思饮食，厌油腻，口苦，腹胀，小便黄，在某医院检查诊断为"乙型肝炎"，多方就医，效果欠佳。

检查：舌红，苔厚腻，脉弦滑。肝功能：ALT 264U/L，AST 253U/L，ALB 64g/L。乙肝五项：HBsAg（＋），HBeAg（＋），抗－HBc（＋）。HBV DNA 8.4×10^3 拷贝/ml。

中医诊断：胁痛（肝郁脾虚，湿热中阻）。

西医诊断：乙型肝炎。

治则：疏肝解毒，清利湿热。

方药：肝病一号加苍术15g，龙胆草15g。10剂，水煎服，每日1剂。

二诊：10剂后患者自觉症状减轻，食欲增，腹胀消失，胁痛减轻。固守原方，续服。

三诊：服4个疗程后，复查肝功能正常。乙肝五项：HBsAg（+），HBeAg（-），抗-HBc（+）。HBV DNA 3.2×10^3 拷贝/ml。继续服用原方。

四诊：服药6个疗程，诸症消除。乙肝五项：抗-HBs（+），余（-）。

【按语】

肝病一号由柴胡疏肝散加黄柏、猪苓、薏苡仁、丹参、虎杖、白花蛇舌草而成。柴胡疏肝散疏肝理气，黄柏、猪苓、薏苡仁苦而不甚寒，利而不伤阴。

健脾益肾解毒汤

【方源】

《健脾益肾解毒汤治疗慢性乙型肝炎77例》［牛雷，等.实用中医药杂志，2007，23（12）：760-761］。

【组成】

太子参30g，白术30g，茯苓30g，山药30g，枸杞子15g，女贞子15g，黄精15g，青皮、陈皮各10g，白花蛇舌草30g，叶下珠15g，当归10g，丹参15g，虎杖15g，山楂15g，甘草10g。

上药每日1剂，1个月为1个疗程。一般连服2~3个疗程。服药期间忌烟酒、辛辣，禁房事，注意休息。

【功效】

健脾益肾，清热解毒，活血化瘀。主治慢性乙型肝炎。

【验案】

患者，男，42岁，2002年8月就诊。

主诉：肝区隐痛，腹胀不适，神疲乏力2月余。

病史：乙型肝炎病史5年余，经中西药治疗效不佳，肝功能反复异常。

检查：不思纳谷，伴口干咽燥，面色姜黄，形体消瘦，小便淡黄，大便稍结，舌质淡红，苔薄少，脉弦细。肝肋下15cm，质软，轻触痛，脾未扪及。肝功能：TBIL 43.61μmol/L，ALT 513μmol/L，GGT 280μmol/L。乙肝五项："大三阳"。

中医诊断：胁痛（脾虚不运，气机郁滞，肝肾不足，阴津亏损）。

西医诊断：乙型肝炎（慢性，中度）。

治则：健脾益气，滋养肝肾，兼以清热解毒。

方药：健脾益肾解毒汤加柴胡10g，茵陈30g，神曲15g。每日1剂。

二诊：服药10剂后，症状逐渐好转，精神转佳，食纳增加。为巩固疗效，用健脾益肾解毒汤原方继服。

三诊：3个疗程，诸症消失，肝功能完全恢复正常。

【按语】

方中选用太子参、白术、茯苓、山药等健脾助运，可以祛湿热，调气机，养肝体，有助于消除致病因素。健脾益气药尚可调节人体免疫机能，促进肝脏组织的修复和肝功能的恢复。活血化瘀药有扩张血管，改善微循环，增加血流量的作用，可以提高肝血流量，促进血液流变学和动力学的变化，同时具有控制纤维组织增生的作用，有助于症状的改善和肝功能的恢复。

芪贞七菁散

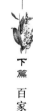

【方源】

《芪贞七菁散加减治疗乙型肝炎的体会》［曾金花．江西中医学院学报，2005：（08）］。

【组成】

北芪15g，龙胆草10g，淫羊藿10g，猪苓15g，白花蛇舌草30g，菟丝子15g，鹿衔草20g，虎杖20g，贯众15g，茵陈30g。

水煎服，每日1剂，服5个月。

【功效】

清热解毒,疏肝理气,活血祛瘀,健脾益肝肾。主治乙型肝炎。

【验案】

吴某,男,35岁,已婚,商人,2002年10月5日初诊。

主诉:两胁隐痛不适,周身疲乏,胃纳差,腹胀1年。

病史:1年来患者经常出现感冒症状,畏寒,头晕重,头痛,口苦,咽干,常感两胁隐痛不适,面色晦暗,欲呕,周身疲乏,胃纳差,腹胀,大便干结,小便黄,舌质暗红,苔黄腻,脉弦数。曾经在当地卫生院治疗,效果不佳,症状没有明显改善,后来我院中医科就诊。

检查:肝功能:AST 32U/L,ALT 30U/L,TTT 8U,ZnT 6U。乙肝五项:HBsAg(+),抗-HBc(+),HBeAg(+)。

中医诊断:胁痛。

西医诊断:乙型肝炎。

治则:清热解毒,疏肝理气。

方药:芪贞七菁散加减。龙胆草15g,淫羊藿15g,猪苓15g,白花蛇舌草30g,菟丝子15g,鹿衔草30g,虎杖15g,贯众15g,茵陈15g,丹参15g,川楝子10g,女贞子15g,泽泻15g,竹茹8g。9剂,每日1剂,水煎服。

二诊:以上方治疗后,症状有所改善,但两胁疼痛、腹胀、胃纳差仍存在,上方去泽泻、竹茹,加槟榔8g,延胡索8g,山楂16g,北芪15g。9剂,每日1剂,水煎服,配合西药辅助治疗。

三诊：以上症状基本好转，但失眠仍存在，上方去龙胆草，加夜交藤15g，酸枣仁10g，丹参15g。9剂，每日1剂，水煎服。

四诊：两胁不痛，失眠好转，胃纳可，大小便正常，舌质淡红，苔微黄，脉弦细。上方重用北芪30g，加白芍15g。中西药配合治疗5个月后，到我院复查，肝功能：AST、ALT、TTT、ZnT均正常。乙肝五项：HBeAg（＋），抗－HBs（－），抗－HBc（－）。随访至今，未再复发。

【按语】

乙型肝炎患者因气机郁滞而出现胁痛、胸闷口苦等症，多因寒湿兼有血瘀迁延日久，脾阳不振，湿化寒化，可转阴黄、胁痛。芪贞七菁散中北芪补气益血，有保护肝脏作用；女贞子滋肾益肝，用于肝肾阴虚，强腰膝，养阴益肾，补气疏肝；淫羊藿补肾壮阳，祛风除湿，对乙肝病毒有显著的抑制作用；菟丝子补肝肾；龙胆草清泻肝火，清热燥湿，有促进胃液分泌作用；丹参活血祛瘀，解肝毒；延胡索活血行气止痛；槟榔疏肝理气，行滞消胀；川楝子疏肝止痛。以上各种药配合使用，能起到清热解毒，疏肝理气，活血祛瘀，健脾益肝肾，抗病毒及增强抵抗力之功效。近年来临床实践证明，用芪贞七菁散加减运用，配合西药辅助治疗乙型肝炎，已获得满意疗效。

疏肝实脾解毒汤

【方源】

《疏肝实脾解毒汤治疗病毒性乙型肝炎的体会》（张林，等．吉林省中医药学会中医肝病委员会第三届学术会议论文集，2007）。

【组成】

党参30g，茯苓15g，白术30g，青皮10g，甘草10g，柴胡10g，白芍20g，当归20g，北五味子15g，茵陈50g，虎杖15g，鸡骨草30g，白花蛇舌草25g。

每日1剂，水煎服。

【功效】

疏肝实脾，清热解毒。主治急、慢性乙型肝炎之肝功能失代偿期前或早期。

【验案】

王某，男，47岁，干部。

主诉：肝区时痛，胃脘胀满，食少纳呆两年余。

病史：乙型肝炎"大三阳"两年余。中西药未断，未见效。素喜辛辣、肥腻，时有酗酒，性情急躁，易怒，很少有体力劳作。

检查：体瘦，面微暗无光泽，巩膜不黄，大便微稀，舌淡，苔白腻，脉弦细而涩。血压正常。乙肝五项：HBsAg（+），HBeAg（+），抗-HBc（+）。肝功能：ALT 200U/L。B超：肝波密致细小，网络欠清。

中医诊断：胁痛（肝郁脾虚）。

西医诊断：慢性乙型肝炎。

治则：益气，健脾，解毒。

方药：疏肝实脾解毒汤加减。白术10g，北五味子10g，白芍10g，白花蛇舌草10g，大青叶25g，郁金10g，橘皮10g，莱菔子20g。每日1剂，治服将息同上。

二诊：服上药7剂，胁痛减轻，余皆好转，二便饮食尚可，脉弦细，B超检查肝胆脾胰正常。按上方去郁金、橘皮，服10剂。

三诊：查肝功能ALT 80U/L。乙肝五项：HBsAg（+），抗-HBc（+）。面有光泽，舌淡红，少苔，脉弦细。按上方续服20剂。

四诊：诸症均消，唯时有胁脘不舒，脉弦细。ALT正常，B超正常，HBsAg（+）。上方另加：莱菔子25g，丹参20g，神曲10g，砂仁10g，连服20剂。查肝功能ALT正常，乙肝五项皆为阴性，诸症消退，病告痊愈，随访2年未见复发。

【按语】

疏肝实脾解毒汤以四君之苓术健脾祛湿，培土利窍，因土恶湿，主运化水湿及水谷精微以养其身；参草补益中气，健脾和胃，补而不燥腻。四君可使中州健运，气血化生旺盛，百脉充盈，正气充足，抗病能力增强，故百病可去。还以逍遥之柴胡、白芍，另加青皮等酸味入肝，疏肝解郁，清泄肝脾郁热，通利肝胆郁滞。更因肝木克脾土是正常生理互相制约的规律，但是木邪亢旺脾土之生机，必受乘伐，则中州失运，派生百病，故治理肝病之时，培土补中，疏肝荣木，即可自强，又可祛邪。

养肝活血解毒汤

【方源】

《养肝活血解毒汤治疗慢性乙型肝炎43例》[赵岁录．河南中医，2001，（07）]。

【组成】

沙参、麦冬、白芍、丹参各30g，五味子、贯众各15g，藏红花5g，三棱、茯苓各9g，三七、苦参、虎杖、半枝莲各10g。

水煎服，每日1剂。

【功效】

养肝活血解毒。主治慢性乙型肝炎。

【验案】

甄某，男，34岁，农民，2000年4月4日初诊。

主诉：肝区隐隐作痛，脘腹饱胀，头昏，乏力两年余。

病史：有乙型肝炎病史两年余，曾多次住院治疗，疗效不佳。

检查：肝区隐隐作痛，脘腹饱胀，头昏，乏力，食纳不佳，形体消瘦，大便溏而不爽，小便色黄，舌质红绛，苔黄腻，脉弦。肝界肋下两横指，脾脏未触及。B超：肝脾肿大，肝内回声增强。乙肝五项：HBsAg（+），HBeAg（+），抗-HBc（+）。肝功能：ALT 590U/L，TBIL 36μmol/L。

中医诊断：胁痛（肝瘀血滞，湿热疫毒蕴留不去）。

西医诊断：慢性乙型肝炎。

治则：清热养阴，活血解毒。

方药：养肝活血解毒汤加栀子15g，黄连3g，生甘草6g。每日1剂，水煎温服。

二诊：服药1周后，肝区隐痛、脘腹饱胀明显减轻，食欲增加，大便成形。以上方为主加减。

三诊：服药两个月后自觉症状消失，ALT降至正常。再服药调理两个月，乙肝五项指标转阴。随访2年未见复发。

【按语】

养肝活血解毒汤方中沙参、白芍、麦冬养肝敛阴；红花、三棱、丹参、三七等活血化瘀；半枝莲、贯众、虎杖化湿清热解毒排毒。养肝活血排毒法对乙肝病毒携带者，在免疫调控、抑制病毒复制方面，有一定的临床价值，对改善肝功能、抗肝纤维化亦有一定的作用。

益气清热煎

【方源】

《益气清热法治疗慢性乙型肝炎30例》[赵玲玲，等．实用中西医结合临床，2005，5（5）：47-48]。

【组成】

黄芪15g，党参10g，当归10g，枸杞子15g，茯苓10g，白术10g，虎杖15g，金钱草20g，山豆根15g，甘草15g。

每日1剂，水煎2次，分2次温服。12周为1个疗程。

【功效】

疏肝健脾，清热解毒。主治慢性乙型肝炎。

【验案】

曹某，男，24岁，学生，2003年10月14日初诊。

主诉：胁肋不适，胁下胀痛，乏力2周。

病史：患乙型肝炎5年。

检查：气短懒言，动则汗出，口微苦，纳呆腹胀，精神抑郁，大便不调，小便黄，舌下脉络青紫，舌苔薄黄腻，脉弦滑。面㿠白无华，颈前有两颗蜘蛛痣，巩膜无黄染，腹部平软，肝大肋下2.5cm，表面光滑，质韧，有压痛，脾可触及。肝功能：ALT 276U/L。乙肝五项：HBsAg（+），HBeAg（+），抗-HBc（+）。

中医诊断：胁痛（肝郁脾虚，湿热瘀阻）。

西医诊断：乙型肝炎（慢性活动性）。

治则：疏肝健脾，清热解毒。

方药：益气清热煎。

二诊：用药20天，精神好转，诸症减轻。

三诊：服药两个月，ALT恢复正常。

四诊：连服两个疗程，患者精神转佳，面色转红，食欲增加、乏力、腹胀消失，二便正常。肝区压痛消失，脾未及。舌质淡红，苔薄白，脉象缓和。乙肝五项：HBeAg（-），抗-HBc（-）。

【按语】

药理实验证明：黄芪、山豆根、虎杖、当归、甘草降低ALT作用明显，能促进肝细胞再生，对乙肝抗原有明显的抑制作用。黄芪、党参、白术、枸杞子有增强网状内皮系统吞噬功能的作用，并有增强细胞免疫功能及激活体液免疫反应的作用。黄芪、山豆根、甘草还能诱生干扰素，增高干扰素滴度，抑制病毒复制及感染的肝细胞释放乙肝病毒。金钱草对乙肝病毒表面抗原有抑制作用。

芦灵丸

【方源】

《自拟芦灵丸治疗慢性乙型肝炎180例》［佘万祥，等. 四川中医，2004，22（11）：49-50］。

【组成】

芦荟、灵芝、虎杖、垂盆草、葛根、连翘、五味子各30g，白芍、茯苓、丹参各15g，柴胡、鸡内金各10g。

将以上诸药除灵芝、虎杖外，在60℃温度下烘干粉碎成细粉，过100目筛。剩余粗纤维与灵芝、虎杖加清水共煎两次，每次1小时，合并煎液过滤，浓缩至每毫升相当于原药1g，与上述药粉泛丸如绿豆大，60℃烘干，分装即得。每次口服5g，每日3次。

【功效】

养肝健脾，清热利湿解毒。主治慢性乙型肝炎。

【验案】

薛某，男，37岁，2001年3月26日初诊。

主诉：患乙肝2年余，因劳累而致病情复发半个月。

检查：右胁隐痛不适，饮食减少，食后脘腹胀，体倦乏力，小便色黄，大便正常，舌质淡红，苔薄腻微黄，脉弦细滑。肝肋下2cm，剑突下3.5cm，质Ⅱ度，脾肋下未及。肝功能：ALT 358U/L，TBIL 18.5μmol/L，余均正常。乙肝五项：HBsAg、HBeAg、抗－HBc均阳性。HBV DNA阳性。B超：提示慢性肝病，胆囊炎。

中医诊断：胁痛（湿热内蕴，肝脾失调，正气受损）。

西医诊断：慢性乙型肝炎（中度）。

治则：扶正解毒，疏肝运脾。

方药：芦灵丸，口服，每次5g，每日3次。

二诊：10天后右胁隐痛、乏力纳少、脘腹作胀明显好转。

三诊：继服20天后，临床症状消失，肝功能检查ALT 65U/L，TBIL正常。仍予本丸续服1个疗程。

四诊：肝肋下2cm，剑突下3cm，质Ⅰ度。肝功能示ALT、TBIL均正常。乙肝五项HBsAg、抗－HBe、抗－HBc均阴性。HBV DNA阴性。B超示：肝病性胆囊炎。为巩固疗效，继续服用本丸1个疗程，半年后随访未见复发。

【按语】

芦灵丸中灵芝、五味子、白芍、茯苓、鸡内金养肝健脾以扶正；芦荟、虎杖、垂盆草、葛根、连翘清热利湿解毒以祛邪；丹参活血祛瘀，疏通经络；柴胡疏肝理气。全方共奏扶正解毒，疏肝运脾之功。纵观本方，养肝健脾补而不腻，清热利湿解毒而不伤正，通过扶正祛邪，达到保肝降酶，增强和调节免疫功能，促进抗体生成，抑制乙肝病毒的繁殖和复制，从而使临床症状消失，肝功能恢复正常，HBV DNA 阴转。

益气养阴解毒汤

【方源】

《"益气养阴解毒汤"治疗慢性病毒性乙型肝炎64例》[秦广凤．江苏中医，1999，20（1）：23]。

【组成】

黄芪15~20g，党参12g，当归10~12g，枸杞子12g，白芍10g，生地10g，北沙参12g，麦冬10g，茵陈20g，蒲公英30g，虎杖12g，生麦芽30g。

肝郁化火，口干口苦者加丹皮10g，栀子10g；面目发黄，小便短赤者重用茵陈30g，加车前子10g，碧玉散（包）30g；胁痛如刺加莪术10g，凌霄花6g；脾肿大加牡蛎30g，鳖甲 10g。

每日 1 剂，二煎混合，分 4 次温服。

【功效】

益气养阴，清热解毒。主治慢性乙型肝炎。

【验案】

王某，男，42 岁，航运公司职工，1989 年 9 月 8 日初诊。

主诉：肝区隐痛，头昏，乏力纳减 3 个月。

病史：患者于 1987 年患肝炎，经治疗后基本稳定。肝功能：TTT（-）、ZnT（-）、ALT 144U/L，A/G 4.8/2.7。B 超：肝内光点较密。某医院诊为慢性乙型肝炎活动期，先后易医数人，分别投以清热解毒、疏肝解郁、活血化瘀之剂，共服 60 余剂。患者现仍自感头晕加重，胁胀痛，神疲肢倦。肝功能：ALT＞200U/L，GGT 180U/L。乙肝五项：HBsAg（+），HBeAg（+），抗-HBc（+），遂来我院诊治。

检查：目干涩，时有失眠多梦，腰酸痛，五心烦热，舌红苔薄黄腻，脉细弦数。肝肋下 1.5cm，剑突下 3cm，质Ⅱ度，压痛（+），脾未触及，两手肝掌。

中医诊断：胁痛（气阴两虚，肝肾不足，夹有湿热）。

西医诊断：慢性乙型肝炎（活动期）。

治则：益气养阴，清热解毒。

方药：益气养阴解毒汤。每日 1 剂，混合后分 4 次温服。

二诊：调治 1 个月余，上述症状基本消失，肝功能已正常，但偶有上腹不适。原方去生地，加陈皮 10g，3 日服 2 剂。

三诊：调治两个月余，诸症消除，肝功能正常，乙肝五项指标均转阴。

【按语】

益气养阴解毒汤中黄芪、党参益气健脾，防止肝糖原减少，改善肝细胞营养，促进肝细胞再生，尤以黄芪中的氨基酸、生物碱等具有抗病毒及促进抗体形成的作用；黄芪多糖具有抗肝损害，抗感染的作用。当归、白芍、生地、麦冬、枸杞子、北沙参等养阴柔肝，养肝之体，有减轻肝细胞坏死及变化，抑制纤维组织增生及促进肝细胞再生，延长抗体存在的时间，阻断病情慢性化发展的作用。茵陈、虎杖、蒲公英清热利湿，护肝、抗乙肝病毒。生麦芽疏肝健脾。诸药相伍，共奏益气养阴解毒之效。

扶正解毒汤

【方源】

《扶正解毒汤治疗慢性乙型肝炎 72 例》[张廷伟. 陕西中医，1998，19（7）：324]。

【组成】

黄芪、丹参、白花蛇舌草各 30g，党参、鸡血藤、虎杖各 20g，女贞子 15g，柴胡、赤芍、甘草各 10g。

肝区痛者加川楝子、延胡索；大便秘结者加大黄；肝脾肿大者加鳖甲；有黄疸者加茵陈、栀子等。

服药期间，每月复查 1 次肝功能及乙肝五项，3 个月为 1

个疗程。

【功效】

疏肝健脾，解毒化瘀。主治慢性乙型肝炎。

【验案】

孙某，女，36岁，职员。

主诉：右胁隐痛，乏力，食少腹胀，恶心1年余。

病史：1993年6月在职工健康体检时被医院确诊为乙型肝炎，治疗1年疗效甚微，于1994年8月来我科门诊治疗。

检查：舌红，苔薄微黄，脉弦细。肝功能：TTT 10U/L。乙肝五项：HBsAg、HBeAg及抗-HBc均为阳性。

中医诊断：胁痛。

西医诊断：慢性活动性乙型肝炎。

治则：益气健脾，解毒疏肝。

方药：黄芪、丹参、白花蛇舌草各30g，党参、鸡血藤、虎杖各20g，女贞子15g，柴胡、赤芍、川楝子、鳖甲、甘草各10g。水煎服，每日1剂。

二诊：服药10天后，肝区隐痛明显减轻，食欲增进，继上方加减连续服用1个疗程。

三诊：1个疗程后，诸症消失，肝功能复查正常。HBsAg、HBeAg、抗-HBc均为阴性，随访半年未复发。

【按语】

扶正解毒汤中黄芪、党参补气健脾，能调整提高机体免疫力和解毒功能；虎杖、白花蛇舌草解毒化瘀，抑制病毒繁殖，清除体内湿热疫毒之邪；柴胡、丹参、赤芍、鸡血藤疏肝解郁，理气活血，改善肝脏微循环，抑制肝组织纤维增生；女贞子补益肝肾，能减轻线粒体和内质网变性并加强肝脏解毒；甘草清热解毒，调和诸药。全方合用，祛邪与扶正并施，祛邪而不伤正，补虚而不滞邪，开郁而不热，化瘀而不猛，刚柔相济，相得益彰。故湿除毒解，瘀血可消，脾气健运，邪去正安，则病自愈。

扶正祛毒汤

【方源】

《扶正祛毒汤治疗慢性乙型肝炎96例》[何立鳌．江苏中医，1998，19（4）：16]。

【组成】

黄芪25g，党参25g，猪苓20g，板蓝根18g，苦参10g，丹参15g，白术15g，鸡内金12g，红花12g，淫羊藿12g。

文火水煎服，每日1剂，1个月为1个疗程。

【功效】

健脾益气，活血祛毒。主治慢性乙型肝炎。

【验案】

彭某，男，62岁，农民。

主诉：反复肝区隐痛，腹胀，纳呆，乏力3年余，加重月余。

检查：右胁隐痛不舒，神疲乏力，面色晦暗，面部浮肿，巩膜微黄，腹胀纳呆，舌质偏淡，苔白腻，脉弦细。颈部见数枚蜘蛛痣，肝脏右肋下2.5cm，质地中度，肝区叩击痛明显，脾脏肋下2cm。肝功能：TTT 20U，TBIL 35μmol/L，ALT 180U/L，ALB 30g/L，GLO 35g/L。乙肝五项：HBsAg、HBeAg、抗-HBc均为阳性。

中医诊断：胁痛。

西医诊断：慢性活动性乙型肝炎。

治则：健脾益气，活血祛毒。

方药：扶正祛毒汤，每日1剂，早晚煎服。

二诊：半个月后自觉症状明显减轻，用药1个疗程后症状及阳性体征消失，食欲增加，肝功能复查均在正常范围之内。继服上方。

三诊：服药3个疗程后，乙肝五项指标均转阴，肝脾回缩到正常范围之内，随访1年未见复发。

【按语】

肝脏因受湿、热、瘀、毒所困，气机受抑，久致正气亏损，免疫及调节功能降低，乙肝病毒乘虚而入，因正气已虚，致使病情缠绵不愈；损伤肝络，久致脾虚血瘀。湿毒内停，湿久生痰，痰瘀互结转化为瘀。故治疗多扶正祛邪，重视调理肝脾，且以中州为先，因而组方立足于健脾益气，活血祛毒。同时遵仲景"见肝之病，知肝传脾，当先实脾"之名训，使后天之本旺盛，防病深入。

扶正制毒汤

【方源】

《扶正制毒汤治疗慢性乙型肝炎78例》[章云发. 中医函授通讯，1998，17（3）：20－21]。

【组成】

生黄芪、虎杖、败酱草各30g，女贞子、淫羊藿、白术、猪苓、茯苓、山楂、贯众各20g，龙胆草、黄柏、五味子、大黄各10g，肉桂、升麻各5g，柴胡15g，丹参25g。

若肝脾肿大加鳖甲、穿山甲各10g；胁痛甚者加延胡索、香附、川楝子各15g；五心烦热，口干，苔少者，加知母20g，紫草25g；大便溏薄者去大黄；有出血倾向者，加小蓟、紫草各20g，田七粉（吞服）5g；有自汗盗汗者，加煅龙骨、牡蛎各30g，麻黄根10g；有肝硬化腹水者，加泽兰、车前子、泽泻各30g。

【功效】

健脾温肾，清热解毒，活血化瘀。主治慢性肝炎。

【验案】

金某，男，49岁，1994年4月1日初诊。

主诉：右胁部隐痛不适5年余，近日加重。

病史：患乙型肝炎5年余，反复发作，经用中西药治疗无明显效果。

检查：形体消瘦，面色晦暗，腹胀，头昏，神疲乏力，少气懒言，腰膝酸软无力，纳差，舌体胖，舌质淡红，苔薄白，脉弦细涩。肝脾肿大，肝肋下 2.5cm，并有叩击痛，脾肋下 3cm。乙肝五项：HBsAg、HBeAg、抗－HBc 均为阳性。HBV DNA 阳性。肝功能：ALT 1541U/L。

中医诊断：胁痛（肝郁脾肾虚，湿郁阳遏）。

西医诊断：慢性活动性乙型肝炎。

治则：扶正益脾肾，疏肝解毒利湿。

方药：抗正制毒汤加延胡索 10g，鳖甲 10g，龟甲 10g。每日 1 剂，水煎服，早晚各服 1 次。

二诊：连续服药 80 余剂，临床症状消失，肝功能各项指标均已恢复正常，乙肝五项复查 3 次，指标均转阴性，HBV DNA 阴性。为巩固疗效，嘱按上方去延胡索，续服。

三诊：继服月余，以善其后。随访 1 年复查，未见复发。

【按语】

方中以黄柏、贯众、败酱草、龙胆草、猪苓、茯苓、大黄清热解毒，健脾利湿化浊，通利二便，使湿邪从二便而出；柴胡、升麻、山楂、丹参、虎杖疏肝解郁，活血凉血，化瘀散结。升麻、柴胡相伍还能升其清，降其湿浊。药理研究表明，以上药物还能抑制乙肝患者肝功能、谷丙转氨酶及浊度、黄疸指数升高；抑制乙肝病毒，改善肝内微循环，防止纤维化，促进肝细胞再生。黄芪、白术、淫羊藿、肉桂、女贞子、五味子益气阴，健脾温肾，其中肉桂还有通阳化气作用，使湿邪得以温药和之。

肝复煎

【方源】

《肝复煎治疗慢性乙型肝炎48例》[孙洪维,等. 中西医结合肝病杂志,1998,8(2):121]。

【组成】

黄芪、丹参各30g,茵陈20g,虎杖、郁金、赤白芍各15g,半枝莲、白术各12g,鸡内金10g,柴胡、五味子各8g,大黄、三七各6g。

每日1剂,分2次温服。3个月为1个疗程,共治疗2~3个疗程。服药期间,停服其他中西药物。

【功效】

疏肝理气,清热解毒,益气健脾,养血柔肝,活血化瘀。主治慢性乙型肝炎。

【验案】

黄某,男,26岁,1994年4月初诊。

主诉:腹胀,肝区隐痛,纳差,乏力4年余,近日加重。

病史:于1990年初患乙型肝炎,曾间断服用中西药物,疗效不佳。

检查:口苦,厌油。肝功能:ALT 276U/L,AST 87U/L。乙肝五项:HBsAg(+),HBeAg(+),抗-HBc(+)。B

超示肝脏炎性病变。

中医诊断：胁痛（肝郁脾虚，气阴两虚，瘀血阻络）。

西医诊断：乙型肝炎。

治则：疏肝理气，清热解毒，益气健脾，养血柔肝，活血化瘀。

方药：肝复煎。嘱患者注意休息，禁食肥甘厚腻之物。

二诊：服药两个月后自觉症状明显减轻，查肝功能ALT恢复正常，HBeAg转阴。

三诊：再服药4个月后，患者已无不适感，HBsAg、HBeAg、抗-HBc均转阴。随访1年中，3次复查肝功能均正常，乙肝五项指标均为阴性。

【按语】

肝复煎以疏肝理气，清热解毒，益气健脾，养血柔肝，活血化瘀为法。方中黄芪补气升阳，能增强机体免疫力，保护肝脏，防止肝糖原减少；白术、鸡内金益气健脾；五味子益气生津，具有保护肝细胞，降低转氨酶的作用；柴胡、茵陈、虎杖、半枝莲疏肝解郁，清热解毒，均有抗肝损伤，防止脂肪变及纤维增生，降低转氨酶的作用；白芍养血柔肝；丹参、赤芍、三七、郁金、大黄活血化瘀，能有效增加肝脏血流量，改善其微循环，保护肝细胞。诸药合用，可有效消除症状，恢复肝功能，还能调节患者免疫功能，抑制乙肝病毒的复制。

黄贯虎金汤

【方源】

《黄贯虎金汤治疗慢性乙型肝炎113例》[晋中恒.新中医,1999,31(9):41-42]。

【组成】

黄芪、山楂、蒲公英各30g,丹参、党参各20g,当归、白术各15g,贯众、柴胡各10g,虎杖25g,生大黄(后下)6~10g,郁金12g,三七末(分冲)3g,蜂房、炙甘草各6g。

若恶心,呕吐,纳差者加旋复花(布包)12g,砂仁(后下)6g,鸡内金20g;若胁肋疼痛明显者加延胡索15g,香附10g;小便黄,口苦,苔黄腻者减黄芪、党参用量,加金钱草、茵陈各30g;大便秘结者增加生大黄量;便次增多者,减生大黄量,另加茯苓20g;若阴损及阳,伴阳虚者酌加菟丝子、淫羊藿各10g。

每日1剂,水煎服。3个月为1个疗程。服药期间停用其他药物,每月复查1次肝功能及乙肝五项。

【功效】

益气健脾,化湿解毒,理气活血。主治慢性乙型肝炎。

【验案】

赵某,男,38岁,工人,1992年6月13日初诊。

主诉：肝区隐痛加重1个月。

病史：2年前因劳累后出现神疲乏力，食欲不振，肝区隐痛，休息半个月病情不见好转，经肝功能检查（异常）及乙肝五项检查（HBsAg、抗-HBc均为阳性），诊断为乙型肝炎。住院治疗20天症状好转（但HBsAg、抗-HBc仍阳性）而出院。

检查：食少纳呆，脘腹痞满，口干略苦，小便短黄，大便不爽，神疲乏力，头昏多梦，舌淡边有齿痕，尖有瘀点，苔厚腻微黄，脉弦滑。肝区压痛，肝于肋下2.5cm处，质软，边缘尚锐利，脾未触及。肝功能：TTT 13U。乙肝五项：HBsAg、HBeAg、抗-HBc均为阳性。B超示肝大3cm，内部光点粗密均匀。

中医诊断：胁痛（脾虚，湿热夹瘀）。

西医诊断：慢性活动性乙型肝炎。

治则：益气健脾，化湿解毒，理气活血。

方药：黄芪、蒲公英、山楂各30g，党参、丹参各20g，当归、白术各15g，虎杖25g，生大黄（后下）9g，郁金12g，贯众、柴胡各10g，三七末（分冲）3g，蜂房、炙甘草各6g。水煎服，每日1剂。

二诊：1个月后，大黄减至5g同煎。

三诊：服上方两个月后，自觉症状消失，肝回缩到肋下1.4cm，肝功能恢复正常。乙肝五项：HBsAg（-），HBeAg（+），抗-HBc（+）。上方去蜂房加茯苓30g，陈皮6g。

四诊：继服1个月，肝脏回缩至正常，乙肝五项指标均为阴性。随访2年无复发。

【按语】

黄贯虎金汤组方注重湿热、气虚、血瘀三证，不忘解毒、健脾、活血三法。用药上选用黄芪、党参、白术益气健脾，脾气健运，则湿邪得化，又可杜绝生湿之源；虎杖、蒲公英清热解毒利湿；蜂房味甘性平，以毒攻毒，以除体内湿热疫毒之邪；生大黄苦寒泄降，解毒攻积，引湿热积滞从大便而解；郁金、柴胡疏肝解郁，与活血化瘀之山楂、丹参、三七相伍，对慢性乙型肝炎兼郁及兼瘀之证切中病机，郁及瘀除，肝脏血液循环改善，则有利于肝功能恢复及乙肝病毒的清除；炙甘草益气健脾，调和诸药。全方熔扶正祛邪于一炉，共奏益气健脾，化湿解毒，理气活血之功。

急乙肝合剂

【方源】

《急乙肝合剂治疗急性乙型肝炎232例》[李存敬，等.中国中医药信息杂志，1999，6（10）：53]。

【组成】

茵陈15～30g，大黄10g，虎杖10～15g，白花蛇舌草15～30g，鸡血藤15g，当归10～15g，生地15g，连翘10～15g，丹参12～24g，赤芍10～15g，砂仁10g，厚朴10～15g，柴胡10～15g。

每日1剂，水煎2次，取药液500ml（儿童用量酌减），分早晚空腹温服。

【功效】

清热解毒，祛湿化瘀，疏肝健脾。主治急性乙型肝炎。

【验案】

张某，男性，32岁，农民，1994年3月15日初诊。

主诉：胁痛，乏力，尿黄3天。

病史：患者1994年3月12日出现乏力、胁痛、尿黄，曾到当地医院治疗3天，效果欠佳而来诊。

检查：口苦且干，恶心厌食，乏力低热，胁痛以右侧明显，腹胀，尿黄，舌质暗红，舌苔黄腻而厚，脉弦数。查体：皮肤、巩膜轻度黄染，肝大肋下2cm，剑突下4cm，质地中等，有明显压痛及叩击痛，脾稍大。肝功能：ALT 268U/L，TBIL 51.6μmol/L。尿胆红素阳性。乙肝五项：HBsAg（+），HBeAg（+）。

中医诊断：胁痛（肝胆湿热，疫毒内蕴）。

西医诊断：急性黄疸性乙型肝炎。

治则：清热解毒，祛湿化瘀，疏肝健脾。

方药：急乙肝合剂。每日1剂，水煎服。

二诊：1个月后诸症消失，肝功能及尿检查正常，但HBsAg阳性。继以急乙肝合剂去砂仁治疗。

三诊：1994年5月7日复诊，无异常感觉，肝脾恢复正常，肝区无压痛、叩痛，肝功能检查各项正常。HBsAg、HBeAg全部转阴。再予上方12剂，制水丸，每次服6g，每日3次，以巩固疗效。1年后再次复查，一切正常。

【按语】

急乙肝合剂中茵陈、虎杖、大黄清热利湿退黄；白花蛇舌草、连翘解毒祛邪退黄，上药能增强肝脏解毒功能，降低转氨酶，抑制肝炎病毒和促进 HBsAg 转阴。柴胡、丹参、当归、赤芍疏肝解郁，理气活血，又能降低转氨酶，治肝区痛，促进肿大的肝脾回复，抗肝纤维化。生地、鸡血藤凉血养血，增强免疫功能，促进免疫复合物排出。砂仁、厚朴芳香化浊，增食欲助消化，以旺盛气血生化之源。各药相辅相成，可清热解毒，祛湿化瘀，疏肝健脾，又具有抑制、消除乙肝病毒，调节免疫机能，保肝、促肝细胞再生，改善、恢复肝功能等作用。

清肝解毒汤

【方源】

《自拟清肝解毒汤治疗乙型肝炎 40 例》［易绵中．四川中医，1998，16（2）：20］。

【组成】

白花蛇舌草、黄芪各 30g，贯众、板蓝根、生地、金银花各 20g，虎杖、黄精、枸杞子各 15g，三七（冲）10g。

如胁痛明显加川楝子、香附各 15g；纳差加焦三仙各 15g；失眠多梦加酸枣仁 20g。

每日 1 剂，分早晚服，连服 3 个月。以上为成人剂量，15

岁以下的儿童酌减剂量。

【功效】

清热解毒，健脾益肾。主治乙型肝炎。

【验案】

聂某，女，23岁，工人，1996年9月20日初诊。

主诉：胁痛，精神不振，四肢乏力，纳差2年。

病史：患者于1994年7月因胁痛、纳差、四肢乏力到市防疫站检查肝功能、"两对半"。诊断为乙型肝炎（"大三阳"），曾在多家医院医治无效（曾服多种中西药，药名不详）。

检查：舌质红，苔薄黄，脉弦细。乙肝五项："大三阳"。

中医诊断：胁痛。

西医诊断：乙型肝炎。

治则：清热解毒，活血化瘀，补脾益肾。

方药：清肝解毒汤加香附、川楝子各15g。每日1剂，连服3个月。

二诊：1996年12月28日复诊，临床诸症均除，查乙肝五项呈恢复期。

【按语】

清肝解毒汤中重用清热解毒的白花蛇舌草、贯众、板蓝根、虎杖、金银花等药。药理研究表明，白花蛇舌草等药均有较强的抑制乙肝病毒的作用。久病疏泄无权，脾失健运，继而伤肾，故方中辅以健脾益肾的黄芪、枸杞子、黄精、生地等药；肝病日久，气滞血瘀，故选活血化瘀力较强的三七、虎杖等药,以增加肝血流量,减少病变部位缺血,加速炎症的消散和病灶修复。诸药共用,相得益彰,从而达到治愈慢性乙型肝炎的目的。

转阴汤

【方源】

《转阴汤治疗 HBsAg 阳性 60 例》[黄运通,等．新中医,1999,31(3):41]。

【组成】

虎杖、郁金、丹参各 20g,溪黄草、白花蛇舌草、重楼各 15g,黄柏 10g,大黄、甘草各 5g。

每日 1 剂,水煎服。疗程为 3 个月,每月复查肝功能及乙肝五项两次。

【功效】

清热利湿。主治乙型肝炎 HBsAg 阳性者。

【验案】

余某,男,42 岁,厨师。

主诉:两胁疼痛,以肝区为甚 3 年。

病史:患者于 3 年前在体检时发现 HBsAg、HBeAg、抗-HBc 均为阳性,肝功能未见异常,当时仅觉肝区隐痛,无其他不适。曾先后肌肉注射干扰素、核糖核酸及聚肌胞,口服复方树舌片及灭澳灵等，未见好转。

检查：两胁疼痛，困倦乏力，腹胀纳呆，烦躁欲吐，口干苦，舌红，苔黄腻，脉弦滑。肝右肋下2cm，质中，有触痛，脾未触及。乙肝五项：HBsAg、HBeAg、抗-HBc均为阳性。肝功能：TBIL 67.9μmol/L，DBIL 37.9μmol/L。

中医诊断：黄疸（阳黄，证属湿热熏蒸，胆汁外溢肌肤）。

西医诊断：慢性活动性乙型肝炎。

治则：清热利湿，佐以行气止痛。

方药：转阴汤加川楝子、白芍、车前草各15g，茵陈30g。5剂，每日1剂，加水600ml，煎至200ml；复煎加水500ml，煎至150ml。合两次煎液，早晚分服。

二诊：小便转淡黄，烦躁欲吐消失，胁痛减轻，知饥欲食。上方去川楝子，续服10剂。

三诊：症状基本消失，仅倦怠，腹稍胀，舌淡有齿印，苔薄黄，脉弦。考虑有脾虚气滞，故于上方加黄芪15g，砂仁6g，连服10剂。

四诊：诸症状皆消。上方去砂仁，服5剂后胃纳差但精神较好，肝肋下未触及。复查肝功能：TBIL 8μmol/L，DBIL 6μmol/L。乙肝五项：HBsAg、HBeAg、抗-HBc均转阴，抗-HBs阳性。为巩固疗效，守方再进30剂，复查肝功能正常，乙肝五项除抗-HBs阳性外，均为阴性。追踪5年，肝功能及乙肝五项未见异常。

【按语】

转阴汤中溪黄草、白花蛇舌草、重楼清除体内湿热疫毒，阻断乙肝病毒的持续感染；黄柏、大黄清热解毒，促进肝细胞的修复，对乙肝病毒阴转大有益处，如服大黄后无便溏，则可将大黄剂量加至15~20g，效果更优；虎杖、郁金疏肝解郁活血，清除乙肝病毒，抑制病毒复制；丹参活血，并可改善肝脏循环，促进肝细胞的再生，防止肝纤维化；甘草益气扶正，调和诸药。临床观察，服用本方最大特点是症状改善明显，尤其在消除疲劳、增加食欲方面，效果更佳。随着症状改善，肝功能好转并持续正常。

以黄疸为主

黄疸主要表现为目黄、身黄、小便黄,其中目睛黄染是最重要的特征。

乙型肝炎急性期或重症期常有黄疸出现。黄疸的出现与感受外邪、饮食劳倦或病情加重有关,其病机为湿滞脾胃、肝胆失疏、胆汁外泄。

中医认为,黄疸的病理因素主要有湿邪、热邪、寒邪、疫毒、气滞、瘀血,但以湿邪为主,其主要病理表现有湿热和寒湿两种,在辨证上分为阳黄与阴黄两大证型。

板茵汤

【方源】

《板茵汤治疗肝炎60例》[李清林.陕西中医,2004,25(10):901-902]。

【组成】

茵陈、虎杖、板蓝根、半枝莲、焦山楂、五味子各15～30g，丹参15g，白芍、当归各10～15g，茯苓20g，白术10～15g，柴胡、炙甘草各3～6g。

每日1剂，水煎，分3次服用，1个月为1个疗程，可连续治疗。

【功效】

清热解毒，利湿疏肝，活血化瘀。主治急、慢性肝炎。

【验案】

王某，女，30岁。

主诉：身黄，小便黄，腹胀，右胁疼痛10余日。

检查：纳差，厌食油腻，恶心乏困无力，且患者自述父亲有"肝炎"病史。舌淡苔黄，脉濡数。巩膜及全身黄染，心肺（-），腹软，肝肋下2cm，压痛（+），脾脏肋下未触及。血常规未见异常。肝功能：ALT 200U/L以上，TBIL 126μmol/L，DBIL 71μmol/L。乙肝五项：HBsAg（+）。B超：肝肿大。

中医诊断：黄疸（湿热型）。

西医诊断：急性乙型肝炎。

治则：清热解毒，利湿退黄，疏肝活血。

方药：茵陈50g，虎杖、板蓝根、半枝莲各30g，丹参、焦山楂、白芍、茯苓各15g，当归、白术各10g，五味子20g，柴胡6g，炙甘草5g。每日1剂，水煎2次，分3次口服，上方连服30剂。

二诊：腹胀、恶心消失，饮食渐增，右胁微痛，仍有乏困感。肝功能：ALT 56U/L，TBIL 46μmol/L，DBIL 27μmol/L。诊断辨证同前，效不更方，上方再进 30 剂。

三诊：诸症消失，黄疸消退。肝功能：ALT 25U/L 以下，TBIL 正常，DBIL 正常。为巩固疗效，防止复发，板茵汤中茵陈、虎杖、板蓝根、半枝莲减量，白术加量。处方：茵陈、虎杖、半枝莲、焦山楂、白芍各 10g，板蓝根、丹参、当归、五味子各 15g，茯苓 20g，白术 50g，柴胡、炙甘草各 3g。每日 1 剂，水煎两次，分 3 次口服，上方连服 15 剂，以收全功。

【按语】

板茵汤中板蓝根、半枝莲清热解毒，茵陈、虎杖清热利湿，丹参、焦山楂活血化瘀，白芍柔肝缓急以止痛，柴胡中量运用以疏肝解郁，茯苓、白术健脾益气以壮生化之源，当归活血、补血，五味子酸敛肝气以防疏泄太过，甘草调和诸药以为使。诸药合用，则肝毒得解，湿热得清，肝气得舒，瘀血得化，脾气得健，肝急得缓。本方在临床运用时应依据邪正消长，轻重缓急，辨证化裁用药而收良效。

加味茵陈汤

【方源】

《加味茵陈汤治疗急性黄疸性乙型肝炎 75 例》[张小钦. 中国民间疗法，2004，12（9）：43-44]。

【组成】

茵陈50~80g，栀子15g，大黄10g，枳壳10g，厚朴9g，芒硝（冲服）6g，赤芍15g，焦山楂10g，丹皮10g，丹参15g，茯苓10g，滑石10g。

每日1剂，水煎，早晚2次分服。

【功效】

清热利湿，活血化瘀。主治急性黄疸性乙型肝炎。

【验案】

赵某，男，29岁。

主诉：身目俱黄，小便黄，逐渐加重3天。

检查：身目俱黄，困倦，乏力，胁痛，恶心，呕吐，腹部痞满，便秘尿少色黄。乙肝五项：HBsAg（+），抗-HBc（-），HBeAg（-），抗-HBe（+），抗-HBc（+）。肝功能：ALT 1052U/L，TBIL 145μmol/L。

中医诊断：黄疸。

西医诊断：急性黄疸性乙型肝炎。

治则：清热利湿，活血化瘀。

方药：茵陈60g，栀子15g，大黄10g，枳壳15g，厚朴9g，芒硝（冲服）6g，赤芍15g，山楂10g，丹皮10g，丹参15g，茯苓10g，滑石10g，郁金12g，竹茹9g。每日1剂，水煎，分2次服用。

二诊：2周后，身黄基本消失，仅目、面尚黄，小便色淡，大便为黄软便，胁痛减轻，食欲明显改善。ALT 198U/L，TBIL 32μmol/L。继续按原方治疗。

三诊：继续治疗至1个月后，各项指标均达到临床痊愈而出院。

【按语】

茵陈汤为《伤寒论》中之名方，其中茵陈清热利湿，为除黄之要药；栀子、大黄清热泻下。加用枳实、厚朴、芒硝则通腑泻下；赤芍、山楂、丹皮、丹参活血化瘀；茯苓、滑石渗湿，使湿热从二便而去，黄疸消退。现代医学认为，茵陈及所含的羟苯乙酮具有显著的利胆的作用；栀子清热，并对胆红素增高有轻度的抑制作用；大黄有利胆，消灭杀菌的作用，还可使HBsAg转阴。有研究证明，茵陈汤具有减轻肝细胞变性坏死，减轻微循环的障碍，降低血清转氨酶活力等作用。在茵陈汤的基础上加用活血化瘀、通腑泻下等药物治疗黄疸，有利于黄疸消退，缩短患者的治疗时间，提高疗效。

活血复肝汤

【方源】

《活血复肝汤治疗慢性乙型肝炎140例》[谢建农．湖南中医杂志，2002，8（6）：33]。

【组成】

丹参15g，赤芍15g，当归10g，郁金15g，柴胡6g，茯苓15g，白术10g，黄芪15g，平地木30g，石见穿30g，虎杖15g。

每日1剂,水煎。早晚分服,疗程为3个月。

【功效】

益气健脾,清热解毒,养肝活血。主治慢性乙型肝炎。

【验案】

石某,男,46岁,2002年5月12日入院。

主诉:乏力纳差,恶心欲吐伴全身皮肤及巩膜黄染10余天。

病史:两年前患乙型肝炎,经治疗后肝功能曾恢复正常。

检查:精神萎靡,全身皮肤及巩膜黄染,肝肋下1cm。舌暗红,苔黄腻,脉弦。肝功能:TBIL 56μmol/L。乙肝五项:HBsAg(+),抗-HBc(+)。

中医诊断:黄疸。

西医诊断:慢性乙型肝炎,伴肝硬化。

治则:活血化瘀,益气解毒。

方药:活血复肝汤加减。

二诊:治疗39天后肝功能恢复正常。

【按语】

慢性乙型肝炎迁延难愈,是因为体内正气不足,毒邪久恋难祛,因此必须重视扶正祛邪的原则,扶正匡复正气有利祛邪,祛邪阻止病毒复制,有利于正气的恢复,故方中选用黄芪、白术、茯苓等益气健脾药物。若病程日久,患者使用过大剂量清热解毒、清热利湿药物,易造成脾肾阳虚,且肝功能难以恢复正常,可用干姜、吴茱萸、淫羊藿等温脾肾之药,以制寒凉之弊,有利于消除脾肾阳虚症状,有助于肝功能恢复正常。

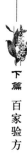

益气舒肝排毒汤

【方源】

《益气舒肝排毒汤治疗慢性乙型肝炎192例》［符建新. 实用中医内科杂志, 2003, 17（5）: 412］。

【组成】

黄芪20g, 金雀根20g, 丹参20g, 拳参10g, 柴胡10g, 郁金10g, 白芍15g, 白术15g, 虎杖30g, 蒲公英15g, 甘草6g。

水煎服, 每日1剂, 分3次服, 两个月为1个疗程, 小儿酌减。

【功效】

益气疏肝, 清热解毒。主治慢性乙型肝炎。

【验案】

侯某, 女, 35岁。1996年10月初诊。

主诉: 身目发黄, 尿黄, 脘腹胀满, 肝区胀痛两个月。

病史: 患者因两个月前患"急性重症乙型肝炎", 在某医院住院1个多月。出院后半个月, 诸症仍作, 故就诊。

检查: 身目发黄, 便溏纳呆, 恶心欲吐, 倦怠神疲, 面浮身肿, 肝区胀痛, 舌暗红, 苔腻微黄, 脉弦细滑。肝功能: ALT 870U/L, AST 653U/L, TBIL 89μmol/L, DBIL 256μmol/L,

IBIL 53.4μmol/L，TP 60g/L，ALB 25g/L，GLO 35/L。乙肝五项：HBsAg（＋），HBeAg（＋），抗－HBc（＋）。

中医诊断：黄疸（脾虚肝郁，湿热未尽）。

西医诊断：急性重症乙型肝炎。

治则：益气疏肝，健脾化湿，清热解毒。

方药：黄芪20g，草河车15g，柴胡15g，茵陈30g，炒白术15g，虎杖30g，厚朴10g，姜半夏15g，砂蔻仁各5g，茯苓20g，垂盆草30g，荷包草30g，焦山楂15g，赤芍15g，金雀根20g。每日1剂，水煎3次，分4次服。

二诊：复诊时，身目发黄、尿黄、肝区疼痛大减，食量增加，精神转佳，大便正常，舌红苔薄腻，脉弦细。继用方前加减。

三诊：服药两个多月，身目无黄，尿渐转清，肝区疼痛消失，面色红润，精神爽朗，食欲大增，二便正常，舌红苔薄，脉略弦。肝功能：ALT 18U/L，AST 20U/L，TBIL 17.1μmol/L，DBIL 4.8μmol/L，IBIL 12.3μmol/L，TP 35g/L，ALB 35g/L，GLO 30g/L。乙肝五项：HBsAg（－），HBeAg（－），抗－HBe（＋），抗－HBc（＋）。随访5年，无明显不适，能参加体力劳动，每年查肝功能两次，均正常。

【按语】

益气舒肝排毒汤中黄芪、金雀根、丹参补气活血，能明显提高机体免疫力，对保护肝细胞，恢复肝功能有较好的作用；柴胡、郁金行气疏肝，解郁利胆；白芍养肝柔肝，刚柔相济；白术补脾益气，燥湿利水；虎杖、蒲公英清热解毒，消炎；甘草调和诸药。诸药协同作用，以达到益气疏肝，活血行气，清热解毒之目的。

清肝解毒汤

【方源】

《清肝解毒汤治疗青少年乙型肝炎120例》[韩仲成,等.山西中医,2005,21(1):15-16]。

【组成】

柴胡、栀子各10g,黄芩、川楝子、郁金各12g,川黄连6g,重楼18g,山豆根24g,丹参、白茅根、虎杖、土茯苓、赤芍各30g,当归、垂盆草各15g,生牡蛎(先煎)60g。儿童用药剂量酌减。

每日1剂,水煎2次,早晚分服,1个月为1个疗程。

【功效】

清肝解毒,活血利湿。主治乙型肝炎。

【验案】

张某,男,35岁,司机,1997年12月20日初诊。

主诉:两目白睛黄如橘子色半个月。

检查:面部及身体皮肤均见黄染,困倦乏力,嗜卧无神,恶心,纳谷不香,小溲黄赤,胸闷不适,面色不华,舌苔黄腻,脉弦滑。肝功能:TTT 12U,ALT 200U/L,TBIL 85μmol/L,DBIL 6μmol/L。乙肝五项:HBsAg(+),HBeAg(+),抗-HBc(+),抗-HBe(-),抗-HBs(-)。

中医诊断：阳黄（湿热壅结证）。

西医诊断：急性乙型肝炎。

治则：清肝解毒，活血利湿。

方药：清肝解毒汤加减。柴胡、栀子、黄芩各10g，郁金、川楝子、藿香、当归、八月札各15g，丹参、赤芍、土茯苓、白茅根、虎杖、垂盆草各30g，重楼18g，茵陈50g。水煎服，每日1剂。

二诊：连服14剂，黄疸退，呕吐止，乏力除，纳谷香，精神佳。二诊减茵陈为10g，去八月札、重楼、虎杖，加炒白术30g，蚂蚁10g。

三诊：继服32剂，临床症状消失，肝功能各项指标均恢复正常。乙肝五项：HBsAg、抗-HBc、HBeAg转为阴性，抗-HBe转阳。3个月后再复查，乙肝五项指标正常，随访3年肝功能正常，能正常工作。

【按语】

清肝解毒汤中虎杖、垂盆草、土茯苓、黄芩、白茅根清热解毒，利胆以退黄，既能抑制或清除乙肝病毒，又能降低血清转氨酶的活性，减轻肝细胞坏死，促进肝细胞再生和修复；丹参、赤芍、当归、生牡蛎活血化瘀以解毒退黄，具有软坚散结，祛瘀生新，改善肝内微循环，保护肝细胞的作用，还能清除自由基，抑制细胞膜脂质过氧化，减轻肝细胞变性坏死，清除肝纤维化的诱发因素，增强胶原酶活性，促进胶原降解，从而阻断肝纤维化的进程；柴胡、郁金、川楝子疏肝理气而解毒；山豆根、黄连、重楼解毒退黄。

自拟乙肝汤

【方源】

《自拟乙肝汤治疗病毒性乙型肝炎124例》[傅东海．福建中医药，2000，31（1）：31]。

【组成】

肉桂（冲）2~3g，茯苓、苍术、白术、泽泻、柴胡、赤芍、白芍、厚朴、丹参、五味子各10g，茵陈20g，车前子（包）15g，甘草3g。

每日1剂，水煎服。

【功效】

疏肝燥湿健脾。主治乙型肝炎。

【验案】

郑某，男，32岁。

主诉：目肤黄染，乏力，腹胀欲呕两周。

病史：患者原为乙肝病毒携带者，两周前出现疲乏无力，精神萎靡，医者投以清热利湿之剂，服用数剂未见效果。

检查：身目发黄，神清，小便短少，大便自调，舌质淡，苔白，脉沉无力。肝、脾肋下未触及，肝上界在第6肋间，叩诊未见移动性浊音，肝区叩击痛（+）。肝功能：TBIL 140.3μmol/L，DBIL 73.7μmol/L，IBIL 66.6μmol/L，ALB与

GLO 轻度倒置。乙肝五项：HBsAg、抗-HBe、抗-HBc 均为阳性；B 超：肝、脾形态大小正常，未见占位性病变。

中医诊断：阴黄（脾肾阳虚）。

西医诊断：慢性活动性乙型肝炎（重症倾向）。

治则：温养脾肾，祛湿逐寒。

方药：乙肝汤加减。肉桂（冲）2g，桂枝、熟附子（先煎）、泽泻、苍术、白术、香附、高良姜、丹参、五味子各10g，车前子（包）15g，茯苓 12g，藿香 6g，甘草 3g。每日 1 剂，水煎服。

二诊：服药两周，精神好转，黄疸减退，食欲大增，小便清长，肝功能明显好转。续服上方加减。

三诊：1 个月后复查肝功能完全正常，其中 TBIL 21.4μmol/L，DBIL 5.4μmol/L，IBIL 16μmol/L。上方去藿香、苍术，加砂仁 6g，继服两周，嘱 1 个月后复查肝功能。随访无复发。

【按语】

治疗乙肝当扶正为先，所谓正盛邪祛是也。乙肝汤中肉桂温补肾脾，扶正燥湿；柴胡疏肝解郁；丹参活血化瘀；白芍、五味子酸收养肝，且能防止柴胡等药疏利太过，同时五味子降酶作用显著。综观全方，以治本为主，辅以治标，提高机体的免疫功能，诱导干扰素生成增加，修复肝细胞的损伤，从而达到治疗的目的。

强肝汤

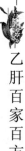

【方源】

《强肝汤治疗慢性乙型肝炎58例》[张智勇.中国民间疗法,2001,9(11):31-32]。

【组成】

黄芪30g,党参15g,白术30g,山药15g,茵陈30g,板蓝根15g,土茯苓20g,黄柏10g,丹参20g,白芍10g,赤芍10g,甘草6g。

肝脾肿大者加鳖甲30g;肝区疼痛明显者加川楝子15g,延胡索15g;神疲乏力、脉弱无力者加重黄芪剂量,可加大至60g;纳差者加神曲、山楂各15g,并重用白术至50g;腹胀者加佛手、枳壳各15g;黄疸者加金钱草30g,并重用茵陈至60g。

上药共煎取汁500ml,早晚分服,每日1剂,1个月为1个疗程,一般服药1~2个疗程。

【功效】

健脾益气,清热解毒。主治慢性乙型肝炎。

【验案】

朱某,男性,34岁。

主诉:身目发黄,肝区隐痛,食少纳呆,腹胀10年余。

病史：1992年患乙型肝炎，病情多次反复，在当地医院治疗无好转而来诊。

检查：面色晦暗，巩膜、皮肤轻度黄染，体倦乏力，便溏，小便色黄，舌质红兼少许瘀斑，苔黄腻，脉弦滑。肝脏右肋下3cm，质地较硬，肝区有明显压痛及叩击痛。肝功能：TTT 30U，ALT 240U/L。乙肝五项：HBsAg、HBeAg、抗-HBc均为阳性。

中医诊断：黄疸（肝郁脾虚湿热，兼瘀血）。

西医诊断：慢性活动性乙型肝炎。

治则：疏肝健脾，清热利湿，活血化瘀。

方药：党参15g，黄芪30g，当归12g，丹参20g，郁金10g，板蓝根15g，茵陈50g，金钱草30g，白术30g，山药15g，川楝子12g，延胡索15g，土茯苓20g，黄柏10g，甘草6g。上药共煎取汁500ml，早晚分服，每日1剂。

二诊：治疗1个疗程后，自觉症状明显好转，食欲增加，续服原方。

三诊：用药3个疗程后，临床症状消失，肝脏缩小至肋下1cm，肝区无压痛及叩击痛，肝功恢复正常。随访1年未见复发。

【按语】

强肝汤中板蓝根、土茯苓清热解毒，对乙肝病毒有良好的抑制作用；茵陈能利胆退黄，降低血清胆红素，消炎降酶，利尿解毒，抗肝脏损伤，防止肝细胞变性坏死；黄柏有抑制HBsAg作用，并可利胆退黄；党参配白术、山药能提高健脾之功，提高机体抗病能力；黄芪有调节免疫作用，可促进抗体的生成，抑制病毒繁殖，达到缩短疗程的作用；赤芍、丹参活血化瘀，有促进肝细胞再生和抗肝纤维化等作用。诸药配伍，可达到保肝护肝，增强免疫功能、抑制乙肝病毒的目的，并在缓解症状及改善肝功能方面，亦有一定效果。

清肝健脾解郁汤

【方源】

《清肝健脾解郁汤治疗乙肝121例》[马蒲梅．光明中医，2003，18（107）：26]。

【组成】

柴胡18g，栀子18g，茵陈9g，郁金12g，枳壳9g，白术15g，茯苓9g，党参15g，山药18g，夏枯草9g，虎杖15g，瓜蒌15g，甘草15g。

肝区疼痛不适明显者加延胡索12g，丹参18g；纳差乏力明显者加焦三仙各15g；失眠多梦者加酸枣仁16g，远志12g；ALT持续不降者加五味子15g；口唇发绀，面色紫黑者加桃仁12g，丹参9g，当归18g。

【功效】

清肝健脾解郁。主治乙型肝炎。

【验案】

吕某，男，44岁，干部，1995年9月25日初诊。

主诉：身目发黄，上腹部饱胀，食后尤甚，逐渐加重两个月。

病史：1994年8月患肝炎，乙肝五项测定为"大三阳"，经西医治疗效微，而改用中医药治疗。

检查：面黄唇绀，皮肤、巩膜黄染，右胁叩痛，心烦梦多，大便黏滞不爽，舌质红，舌苔厚腻，脉弦滑。肝功能：ALT 200U/L。

中医诊断：黄疸（肝胆湿热，肝郁气滞，脾胃气虚，脉络瘀阻）。

西医诊断：慢性乙型肝炎。

治则：清热利湿，疏肝健脾。

方药：清肝健脾解郁汤加五味子15g，丹参18g，桃仁9g，鸡内金12g，槟榔10g。

二诊：5剂后胁痛消失，大便通畅。续服基本方。

三诊：继服18剂，诸症消失，肝功能正常，加入枸杞子、女贞子、白芍继续调治。3个月后抗－HBs（＋）。随访2年无复发。

【按语】

乙型肝炎病机复杂，病变脏腑主要在肝，但涉及人体多个脏腑，总由湿热蕴蒸肝胆脾胃所致，治疗上始终不忘清热利湿。清肝健脾解郁汤选柴胡、茵陈、栀子、夏枯草以清热利湿；遵仲景"见肝之病，知肝传脾，当先实脾"之旨，清热利湿同时注重扶正健脾，选白术、山药、茯苓、党参以健脾。患者腹胀、乏力纳差加重时，上述药物用量宜大。解郁主要是解肝之郁，肝气郁滞是湿热之邪侵入机体的一个重要原因，气郁日久，机体免疫力下降，防御机能减退，易被病毒侵扰，故本方重视应用郁金、枳壳等行气解郁之品。解郁有助于清热除湿，有利于乙型肝炎的治疗。

清肝饮

【方源】

《清肝饮治疗慢性乙型肝炎100例临床观察》[张敏，等.现代中医药，2003，(3)：22-23]。

【组成】

柴胡10g，白芍15g，白术12g，当归10g，茯苓15g，丹参18g，赤芍18g，虎杖15g，土茯苓15g，白花舌蛇草18g，水飞蓟10g，垂盆草10g，地耳草10g，黄芪15g，甘草3g。

腹胀、纳差加草豆蔻、麦芽；黄疸加茵陈，重用丹参、赤芍；大便不通加酒大黄；肝脾肿大加红花子；胁痛较甚加川楝子、片姜黄等。

每日1剂，煎服，1个月为1个疗程。

【功效】

疏肝理脾，解毒化湿，活血化瘀。主治慢性乙型肝炎。

【验案】

李某，男，37岁，银行职员。

主诉：全身皮肤发黄，小便深黄如浓茶，伴肝区及胃脘部胀痛，大便不调1个月。

病史：患慢性乙型肝炎4年余。

检查：巩膜、全身皮肤黄染，肝区叩痛（+），右肋下有压痛。肝大到剑突下约3cm，肋下约2cm，质地中等硬度。舌淡红苔白而腻，脉缓滑。肝功能：ALT 387U/L，TBIL 68.4μmol/L，DBIL 45μmol/L。乙肝五项：HBsAg（+），HBeAg（+），抗-HBc（+）。HBV DNA（+）。B超：肝内光点增粗，门静脉1.3cm，脾厚5cm。

中医诊断：黄疸（肝郁脾虚，湿滞血阻）。

西医诊断：慢性乙型肝炎。

治则：疏肝理脾，解毒化湿。

方药：上方加茵陈30g，麦芽15g，红花子18g。水煎服，每日1剂。

二诊：治疗1个疗程，临床症状消失，肝脾回缩，肝功能恢复正常。乙肝五项：HBsAg（+），HBeAg（-），抗-HBc（+）。HBV DNA（-）。出院后，以上方加西洋参10g，山药12g，紫河车10g。4剂共为细末，制为蜜丸。早、中、晚各1丸。随访1年未复发。

【按语】

清肝饮以柴胡疏肝理气。白芍、当归养肝柔肝。白术、茯苓、黄芪健脾益气，使气化有权，气血有源。丹参、赤芍活血化瘀、利胆退黄。著名中医肝病专家关幼波认为："治黄必治血，血行黄易退。"故对黄疸者加重丹参、赤芍用量。虎杖、土茯苓、白花舌蛇草、水飞蓟、垂盆草、地耳草，清湿热，解郁毒。甘草解毒，调和诸药。全方共奏疏肝理脾，解毒化湿，活血化瘀之效。全方祛邪与扶正并举，疏散而不伤正，苦寒而不伤胃，补虚不恋邪，刚柔相济，相得益彰。

乙肝方

【方源】

《乙肝方治疗慢性乙型肝炎150例体会》［周静宇，等．齐齐哈尔医科大学学报，2002，23（3）：282］。

【组成】

赤芍30～100g，黄芪30～50g，太子参10～20g，白术10g，茯苓10g，茵陈30～50g，栀子10g，大黄5～15g，柴胡10g，六一散10～20g，陈皮10g，半夏10g，当归20g，丹参20g，土鳖虫10g。

每日1剂，水煎分早晚2次温服。治疗期间停服其他药物。1个月为1个疗程，治疗以2～3个疗程为一阶段。

【功效】

清热解毒，补脾利湿，疏肝活血。主治慢性乙型肝炎。

【验案】

患者，男，32岁，1998年6月20日就诊。

主诉：身黄尿黄，疲劳后出现胁肋胀满不适，纳差厌油1周。

病史：有慢性乙型肝炎病史10年。

检查：舌红苔黄腻，脉弦数。神清，巩膜皮肤中度黄染，心肺听诊正常，腹平软，肝脾肋下未及，肝区叩击痛阳性，墨菲征阳性。乙肝五项：HBsAg（+）。肝功能：ALT 213U/L，TBIL 38μmol/L，DBIL 13.8μmol/L，ALB 45g/L，GLO 30g/L，A/G 1.5。B超：光点增粗，胆囊壁厚，胆总管不扩张。

中医诊断：黄疸（肝胆湿热）。

西医诊断：慢性乙型肝炎并发胆囊炎。

治则：清热利湿，疏肝活血。

方药：乙肝方加金钱草30g，鸡内金10g，虎杖15g。

二诊：服7剂，胁肋胀满减轻，纳差厌油改善，黄疸减轻，继予原方加减治疗。

三诊：3周后，肝功能复查正常，HBsAg转阴。后随访至今未复发。

【按语】

乙肝方中重用赤芍合茵陈蒿汤清热解毒利湿。研究表明，大剂量赤芍对急性黄疸性病毒性肝炎有显著的退黄降酶作用。黄芪合四君子汤补脾益气，既可以扶助正气以祛邪，又可以培土养胃以消除上药苦寒败胃之碍。当归、丹参、土鳖虫活血祛瘀；柴胡合二陈汤疏肝解郁，化湿和中；六一散清热利湿。诸药合用，共奏清热解毒，补脾利湿，疏肝活血之功。

乙肝康复汤

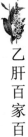

【方源】

《乙肝康复汤治疗乙型肝炎 300 例》[郝现军. 天津中医,2001,18（2）:10-11]。

【组成】

当归 10~20g，白芍 15~30g，柴胡 12~35g，白术 10~30g，茯苓 15~30g，丹参 30g，丹皮 10~20g，白豆蔻 10g，神曲 15~30g，薄荷 10g，重楼 15g。

每日 1 剂，水煎 2 次，分 2 次服，3 个月为 1 个疗程。3 个月后复查肝功能及乙肝五项。如肝硬化、脾肿大，可 1 个月复查 1 次肝脏 B 超。

【功效】

疏肝理气，健脾除湿。主治乙型肝炎。

【验案】

王某，男，42 岁，农民，1990 年 2 月初诊。

主诉：身体、面目肌肤发黄，乏力，恶心纳差，肝区疼痛半个月。

病史：经某医院化验肝功能示：TBIL 35μmol/L，ALT 150U/L。乙肝五项"大三阳"。

检查：身目黄染，肝区疼痛，乏力，纳差，恶心，口干苦，腹胀，舌淡红，舌苔黄厚腻，脉滑数。

中医诊断：黄疸（湿热蕴结肝胆）。

西医诊断：乙型肝炎。

治则：清泄肝胆湿热。

方药：柴胡15g，茯苓30g，藿香15g，大黄5g，茵陈60g，栀子15g，黄芩15g，半夏15g，泽泻15g，车前子15g，白茅根30g，丹皮15g，郁金15g，焦三仙各15g，重楼15g，白豆蔻10g。

二诊：服药10剂，大便日行3～4次，恶心消除，口干苦减轻，黄疸已退，肝区疼痛减轻，饮食增加，舌质红，舌苔薄黄，脉沉弱，仍腹胀，乏力。TBIL 7μmol/L，ALT 28U/L。此时湿热消退大半，转用疏肝健脾，兼以清肝利胆，活血化瘀之法。处方：当归15g，赤白芍各15g，柴胡15g，白术15g，茯苓30g，丹皮15g，茵陈30g，神曲15g，川芎15g，重楼15g，栀子15g，白豆蔻10g，丹参30g，三七（冲服）5g，延胡索15g，枸杞子20g。

三诊：上方进20余剂，饮食基本正常，腹胀及口干苦消失，大便日1次，身觉有力，肝区疼痛基本消失，舌质红，舌苔薄白，脉沉细。继用疏肝健脾，活血化瘀，清热解毒之法。处方：黄芪20g，当归15g，赤白芍各15g，柴胡15g，白术15g，茯苓30g，丹皮15g，焦三仙各15g，大黄15g，重楼15g，白花蛇舌草30g，丹参30g，栀子15g，郁金15g，甘草6g，三七（冲服）6g。

四诊：上方加减再进110剂，复查肝功能正常。乙肝五项：HBsAg（-），HBeAg（-），抗-HBs（+）。

【按语】

乙肝康复汤中柴胡、当归、白芍、薄荷、白豆蔻疏肝理气,研究证实,柴胡、当归具有明显的保肝利胆作用,对多种原因引起的肝功能障碍有一定的治疗作用,能使 ALT 和 AST 降低。白术、茯苓、神曲健脾和胃;丹皮、丹参活血化瘀,丹参能改善肝血流,对急慢肝损伤有明显防治作用,可抑制或减轻肝细胞变性坏死及炎症反应,防止肝硬化的发展。重楼清热解毒,研究证明,重楼对乙肝病毒具有明显的抑制作用。

水桃十味汤

【方源】

《自拟"水桃十味汤"治疗乙型肝炎35例疗效观察》[潘永华,等.中国民族民间医药杂志,2001,(48):14-15]。

【组成】

水黄连10g,洋桃根30g,虎杖20g,重楼15g,赤芍60g,郁金10g,白花蛇舌草15g,半枝莲15g,白茅根15g,白芍15g。

每日1剂,水煎服,日分2次内服。门诊患者可用上药做成梧桐子大小蜜丸,每次6g,每日3次。有肝硬化腹水者加安体舒通;总蛋白低者补充白蛋白;有黄疸者补充能量合剂。12岁以下小儿药量适当减少。

【功效】

疏肝理气，清热解毒，利湿退黄。主治乙型肝炎。

【验案】

张某，男，28岁，工人，1999年5月10日就诊。

主诉：身目俱黄，右胁下隐痛1年半，加重7天。

病史：患者先后在乡卫生院、市医院、个体诊所等处多次诊治，效果不佳。

检查：右胁下隐痛，腹胀，身目俱黄，头昏乏力，恶心呕吐，大便干结，小便黄如浓茶，纳呆，舌质红，苔黄厚，脉弦滑。体温37.2℃，脉搏88次/分，呼吸20次/分，血压100/64mmHg。心肺无异常，肝在肋下3cm，腹部有移动性浊音，下肢轻度水肿。肝功能：TBIL 312μmol/L，DBIL 176μmol/L。乙肝五项：HBsAg、HBeAg、抗-HBc均为阳性。B超：肝大，肝腹水，感光点增粗。

中医诊断：黄疸。

西医诊断：病毒性乙型肝炎（活动期）。

治则：清热解毒，利胆退黄。

方药：水桃十味汤加减。水黄连10g，洋桃根30g，虎杖20g，重楼15g，赤芍120g，郁金15g，白花蛇舌草15g，半枝莲15g，白茅根15g，白芍15g，炮山甲10g，地耳草20g。每日1剂，分2次内服，1个月为1个疗程。配合西药安体舒通40g，口服，每日3次；肌苷片0.4g，口服，每日3次。在必要时补充能量合剂。

二诊：1个疗程后，复查肝功能：TBIL 120μmol/L，DBIL 34μmol/L。乙肝五项：HBsAg、抗-HBc阳性，但HBeAg转

阴。患者因经济困难，住院1个月后，带药回家治疗。

三诊：服药3个月后，TBIL 18.4μmol/L，DBIL 11μmol/L。乙肝五项：HBsAg阳性。现右胁下隐痛消失，周身俱黄已全部消退，腹水消除，精神转佳，饮食正常，二便正常。9月中旬再次复查肝功能恢复正常，乙肝五项仅抗-HBs阳性，现已返单位上班。

【按语】

本方是采用土家族民间治乙型肝炎验方，组成基本方，定名为"水桃十味汤"。方中以水黄连、洋桃根、重楼为主药，有疏肝理气，清热解毒，退黄等作用。现代药理研究表明，水黄连有抗病毒作用，对革兰阴性菌、革兰阳性菌、痢疾杆菌、大肠杆菌、肺炎球菌、幽门螺杆菌均有很强的抑菌作用。水桃十味汤不仅对乙型肝炎有效，对甲型肝炎、丙型肝炎均有很好的疗效。

益肾解毒汤

【方源】

《益肾解毒汤治疗乙型肝炎69例》[曾毅，等．四川中医，1998，16（9）：17]。

【组成】

黄芪、党参、淫羊藿、板蓝根各30g，白术、草河车、巴戟天、淡苁蓉、虎杖各15g。

急性黄疸性加茵陈、夏枯草各30g；慢性迁延性加女贞子、丹参各30g；慢性活动性加鳖甲15g，白花蛇舌草30g。

每日1剂，煎汤分3次温服，两个月为1个疗程。儿童剂量酌减。

【功效】

补脾益肾，清热解毒。主治乙型肝炎。

【验案】

陶某，女，38岁，1991年5月初诊。

主诉：心悸面黄，疲乏腰痛，纳少便溏1个月。

病史：患者1个月前体检，发现HBsAg（+）。

检查：舌淡胖有齿痕，苔淡黄，脉细无力。

中医诊断：黄疸（脾肾两虚兼湿热阻滞）。

西医诊断：慢性迁延性乙型肝炎。

治则：健脾益肾，佐以利湿解毒。

方药：益肾解毒汤加减。

二诊：两个月后，神疲乏力、腰痛、便溏纳少、尿黄诸症基本痊愈。复查肝功能、乙肝五项，指标全部正常。

【按语】

益肾解毒汤中巴戟天、淫羊藿、党参、白术具有补脾益肾扶正的功能，板蓝根、虎杖、甘草有清热解毒祛邪的功效。充分体现了中医"扶正祛邪"的治疗原则。现代医学认为，人体免疫功能低下，不能将病毒彻底清除，是病毒能在肝细胞内持续存在难以阴转、病情迁延不愈的主要原因。黄芪补气固表，能增强特异性免疫反应，提高 T 细胞功能，促进周围的细胞诱生干扰素的能力。草河车等能增强巨噬细胞能力，虎杖、板蓝根能抑制病毒在体内繁殖。诸药协同治疗，能提高机体的抗病能力和清除病毒的存在，达到治愈乙型肝炎的目的。

培土抑木方

【方源】

《培土抑木法治疗乙型肝炎 56 例》［李全．河南中医学院学报，2005，20（117）：54－55］。

【组成】

黄芪 30g，党参、白术、茵陈、丹参各 20g，山药、茯苓、当归、赤芍、焦山楂各 15g，生地、鸡内金各 10g，甘草 6g。

水煎服。10 剂为 1 个疗程，2～3 个疗程查肝功能 1 次。急症（包含住院）患者，予西药保肝、降酶等常规治疗。

【功效】

健脾和胃，疏肝理气。主治乙型肝炎。

【验案】

罗某，男，24 岁，于 1993 年 9 月 12 日住院。

主诉：目黄，乏力，纳差，腹胀满不适7天。

检查：查双侧巩膜黄染呈橘黄色，腹软，肝肋下右锁骨中线下1cm，质软，压痛（+）。肝功能：TBIL 3762μmol/L，DBIL 8.262μmol/L，ALT 200U/L。乙肝五项："大三阳"。

中医诊断：黄疸。

西医诊断：乙型肝炎。

治则：益气健脾，祛湿退黄。

方药：培土抑木方加虎杖、郁金、土茯苓各10g。

二诊：服用两个疗程后，症状明显减轻，继服上方。

三诊：自觉症状消失，肝功能各项指标正常。乙肝五项：HBsAg、HBeAg、抗－HBc均为阴性。

四诊：继服两个疗程后，停药观察，半年后查肝功能正常，乙肝五项仅抗－HBs阳性。随访至今未复发。

【按语】

培土抑木方重用黄芪、党参，可明显增强免疫能力，抑制变态反应，稳定细胞膜，促进肝细胞DNA、RNA合成，减轻肝毒性物质引起的病变，增强肝脏解毒能力，对肝细胞有作用并能诱生干扰素。黄芪、当归、党参、茯苓诸药还可抗纤维化，对肝硬化有一定的防治作用。方中的四君子汤可促进肝细胞恢复，使肝细胞能量代谢趋于正常，增强机体免疫能力。本方通过培补虚弱之脾土，可增强免疫能力，加快肝细胞修复。

乙肝汤

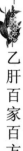

【方源】

《乙肝汤治疗慢性乙型肝炎76例临床观察》[施财富. 浙江中医杂志, 2005, (40) 8: 338]。

【组成】

茵陈、蒲公英、海金沙、金钱草、凤尾草、六月雪各40g, 白芍30g, 山楂、神曲、党参、甘草各12g, 栀子、柴胡、黄芩、龙胆草、牛膝各10g, 红枣10枚。

每日1剂, 水煎分服。3个月为1个疗程, 共治疗两个疗程。

【功效】

清热解毒, 利湿退黄, 扶正祛邪, 兼顾脾肾。主治慢性乙型肝炎。

【验案】

胡某, 男, 37岁, 农民, 1997年3月就诊。

主诉: 面目、肌肤发黄, 腹部满胀, 肝区作痛1周。

病史: 有乙型肝炎病史8年, 反复发作。

检查: 口苦而干, 恶心欲吐, 纳差, 肢软乏力, 小便短少、黄赤, 便溏, 舌淡, 苔黄腻, 脉弦缓。肝功能: ALT＞200U/L, TBIL 96μmol/L。乙肝五项: "大三阳"。HBV DNA

(+)。

中医诊断：黄疸（湿热疫毒，瘀滞肝胆）。

西医诊断：慢性乙型肝炎。

治则：清热解毒，利湿退黄，扶正祛邪，兼顾脾肾。

方药：乙肝汤加五味子6g，桑寄生12g。每日1剂。

二诊：10天后诸症减轻，两周后查ALT 192U/L，TBIL 38μmol/L。3个月后诸症消失，ALT及TBIL恢复正常。去五味子、桑寄生，再嘱服用1个疗程，至今未复发。

【按语】

乙肝汤中取茵陈、海金沙、金钱草、凤尾草、六月雪清热利湿退黄；柴胡、黄芩疏解少阳，和胃止呕；党参、红枣、神曲、甘草和中益气健脾；山楂行结气散瘀；蒲公英、栀子清热利尿；龙胆草清肝凉血；牛膝既活血化瘀又兼补肝肾；重用白芍养血平肝。

肝炎灵汤

【方源】

《自拟肝炎灵汤治疗慢性乙型肝炎89例观察》[陈爱玲，等．中外健康文摘，2008，5（1）：75]。

【组成】

黄芪30g，白术15g，防风10g，党参15g，茯苓30g，夏

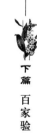

枯草15g，灵芝15g，白花蛇舌草30g，柴胡10g，丹参30g，穿山甲10g，虎杖15g，茵陈30g，五味子15g，鸡内金15g。

若胁肋疼痛较甚加延胡索、枳壳；腹胀较甚，舌苔白厚腻加薏苡仁、砂仁；便秘者加大黄；呕吐甚加半夏、竹茹；肾虚者加淫羊藿；血瘀甚者加红花、鳖甲；牙龈出血者加三七。

每日1剂，水煎服，每次服150ml，分早晚两次。30天为1个疗程，一般用3～6个疗程。

【功效】

疏肝健脾，清热利湿，活血解毒。主治慢性乙型肝炎。

【验案】

张某，男，32岁，2001年5月12日初诊。

主诉：面目发黄，间断出现恶心、厌油、腹胀、纳呆3年，加重伴尿黄半个月。

病史：曾按"胃炎"治疗多日无效。

检查：倦怠无力，目睛及面部均见黄染，尿黄如浓茶水样，面色晦暗无光泽，便溏，舌质淡红，苔白厚腻，微黄，脉弦细无力。肝区有明显叩击痛。B超：肝肋下2cm，边缘稍钝，肝回声粗糙。肝功能：TBIL 82.3μmol/L，ALT 408U/L，AST 392U/L。乙肝五项：HBsAg（+），HBeAg（+），抗-HBc（+）。

中医诊断：黄疸（湿热内阻中焦，肝失疏泄，脾失健运）。

西医诊断：慢性活动性乙型肝炎。

治则：健脾益气，疏肝行气，活血通络，清利湿热。

方药：肝炎灵汤去茵陈加延胡索15g，薏苡仁30g，半夏10g，红花10g，砂仁10g。

二诊：共煎服60剂，症状消失，肝功能恢复正常。随访半年未复发。

【按语】

肝炎灵方中用党参、白术、茯苓健脾养肝祛湿；黄芪、白术与防风配伍为玉屏风散，可益气祛邪，长期服用可防止外邪的侵入而又不留内邪；夏枯草、白花蛇舌草、灵芝解毒化浊；茵陈、虎杖解热利尿利胆，使湿热毒邪有所出；肝喜疏恶郁，故用柴胡疏肝解郁；丹参、穿山甲活血通络，软肝化坚；五味子保肝降酶；鸡内金健脾除胀。诸药合用，共奏扶正祛邪之功效。

解毒疏肝理脾汤

【方源】

《自拟解毒疏肝理脾汤治疗乙肝108例》［童共才．实用中医内科杂志，2004，18（2）：125－126］。

【组成】

白花蛇舌草、叶下珠、板蓝根、丹参各30g，白芍、枳壳、猪苓、茯苓各15g，柴胡、白术、鸡内金各10g，甘草5g。

若目黄加茵陈；胁痛加郁金、白芍；腹胀加藿香、苏梗；便溏加薏苡仁；小便黄少加滑石；齿衄加白茅根。

每日1剂，水煎3次，分早晚饭后服。8周为1个疗程。

【功效】

解毒利湿，疏肝理脾。主治乙型肝炎。

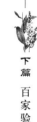

【验案】

李某，男，25岁，2000年7月15日初诊。

主诉：目黄，乏力，纳减半月余，逐渐加重。

病史：1994年9月患急性黄疸性肝炎。半个月前乏力、纳减，检查肝功能轻度异常，虽服清热解毒利湿中药，病情却逐渐加重而来诊。

检查：目微黄，右胁胀痛，纳减，厌油腻，或恶心，全身乏力，大便溏，日1次，小便浅黄，舌质淡红，边有齿印，苔薄黄而腻，脉濡。肝功能：TBIL 43.6μmol/L，DBIL 19.8μmol/L，ALT 189U/L，AST 153U/L。B超：肝右叶14.5cm×10.2cm，左叶7.8cm×5.4cm，肝回声欠均匀，稍致密。乙肝五项：HBsAg（+），余正常。

中医诊断：黄疸（湿热内蕴，肝脾失调）。

西医诊断：慢性活动性乙型肝炎。

治则：利湿清热，疏肝理脾。

方药：茵陈（后下）15g，白花蛇舌草30g，叶下珠30g，板蓝根30g，柴胡10g，白芍15g，枳壳15g，白术10g，茯苓15g，猪苓15g，丹参30g，郁金12g，鸡内金10g，甘草5g。每日1剂，水煎服。

二诊：服上方7剂，病情有所好转，以上方加减化裁，继服49剂，自觉症状消失，复查肝功能正常，B超提示未见肝脾明显异常。

【按语】

解毒疏肝理脾汤中白花蛇舌草、叶下珠、板蓝根苦寒清热解毒，抑制病毒复制，减少炎性细胞对肝细胞的侵害。柴胡、白芍、枳壳、甘草疏肝达郁，柔肝止痛，可防止肝损伤，并降低血中转氨酶。白术、茯苓、猪苓健脾化湿，使脾气实，湿浊去，可改善细胞能量代谢，提高细胞的免疫功能。丹参活血化瘀，能扩张肝内血管，改善肝微循环，减少肝细胞的坏死，促使肝细胞的再生和修复。鸡内金消食化积，且有利于肝脾回缩。诸药共奏解毒利湿，疏肝理脾之功。

扶正解毒汤

【方源】

《扶正解毒汤治疗慢性乙型肝炎153例》［刘华华．中西医结合肝病杂志，1998，8：37－38］。

【组成】

太子参、白术、贯众、枸杞子各15g，虎杖、鸡内金各10g，黄芪20～40g，白花蛇舌草30g，赤芍、丹参各18～30g，板蓝根6～10g，黄芩12g。

胁痛者加延胡索10g，川楝子12g，郁金9g；恶心欲吐，便溏，食少，苔厚腻者加藿香、厚朴各10g，白蔻仁6g，炒麦芽15g；口苦咽干者加黄连12g，龙胆草6g；有黄疸者加茵陈20～60g，金钱草10～30g；便秘者加大黄9～12g；胁下癥块，按之坚硬，舌质紫暗或有瘀斑、瘀点者加三棱12g，鳖甲10g；舌红少苔者加生地、女贞子各15g。

连服两个月为1个疗程，1个疗程疗效欠佳者，可继续治

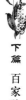

疗 2~3 个疗程。

【功效】

益气健脾，活血解毒。主治乙型肝炎。

【验案】

曾某，男，40 岁，于 1992 年 4 月 2 日就诊。

主诉：身目轻度发黄，疲乏，食少腹胀 3 年余。

病史：就诊时患乙型肝炎 3 年余。

检查：身目发黄，厌油腻，夜间多梦，大便溏，小便短黄，舌红，苔黄腻，脉弦滑。乙肝五项：HBsAg（+），HBeAg（+），抗-HBe（+），抗-HBs（-），抗-HBc（-）。肝功能：ALT 100U/L，TBIL 20μmol/L，A/G 1/1。

中医诊断：黄疸。

西医诊断：乙型肝炎。

治则：健脾益肾，解毒化瘀。

方药：太子参、白术、鸡内金、炒麦芽各 15g，黄芪 20g，贯众、白花蛇舌草各 30g，虎杖、陈皮、藿香、板蓝根各 10g，丹参 18g，黄芩 12g，茵陈 40g。每日 1 剂，水煎服。

二诊：服上方 6 剂后，恶心呕吐、厌油消失，食欲好转，仍神疲乏力，夜间多梦，口苦，舌红，苔薄白，脉弦。予以扶正解毒汤原方加龙胆草 6g。

三诊：续服两个疗程后，诸症消失，面色转红润，精神、食欲正常。乙肝五项：HBsAg（-），HBeAg（-），抗-HBc（-），抗-HBe（-），抗-HBs（+）。肝功能：ALT 20U/L，TBIL 7μmol/L，A/G 1.8/1。随访 5 年未复发。

【按语】

扶正解毒汤是根据中医"治病必求于本"及"标本兼顾"的原则,健脾益肾以固其本,解毒化瘀治其标。方中太子参、黄芪、白术健脾益气,白花蛇舌草、贯众、黄芩、虎杖、板蓝根清热解毒,赤芍、丹参活血化瘀,枸杞子补肾养阴。由于乙型肝炎病程较长,多经过多种治疗方法治疗,且每个患者各有不同的临床表现及病理特点,因此临床上要注意辨症与辨证相结合,既要注意守方,又要注意随证加减,只有这样才能收到理想的疗效。

加味疏肝汤

【方源】

《加味疏肝汤治疗乙型肝炎51例》[蔡德济,等.中国民间疗法,1998,(4):42]。

【组成】

地耳草12g,六月雪15g,龙胆草12g,茵陈10g,十大功劳根10g,板蓝根10g,蒲公英12g,北五味10g,黄荆根10g,鸡内金10g,白茅根10g,栀子汁3g。

水煎,每日1剂,分2次服,7天为1个疗程。

【功效】

疏肝运脾,清热利湿。主治乙型肝炎。

【验案】

刘某,女,5岁,1995年7月3日初诊。

主诉:患儿尿黄如茶,整日无精打采,不思饮食半年。

检查:口温38.5℃,巩膜中度黄染,肝肋下一横指,质软,脉弦,细苔黄厚。肝功能:AST 17U/L,ALT 300U/L。乙肝五项:HBsAg、抗-HBc、HBeAg均阳性。

中医诊断:黄疸。

西医诊断:急性黄疸性乙型肝炎。

治则:疏肝运脾,清热利湿。

方药:加味疏肝汤重用茵陈、十大功劳根,减蒲公英剂量。

二诊:上方服1个疗程,诸症消失,肝功能恢复正常,乙肝五项全部转阴。随访未复发。

【按语】

加味疏肝汤以苦寒之品清除肝脾湿热疫毒,降低表面抗原滴度,抑杀乙肝病毒。龙胆草、茵陈、十大功劳根清除湿热;蒲公英、地耳草解毒消炎;板蓝根、黄荆根消炎止痛;鸡内金消食化积;白茅根、北五味生津利尿;六月雪、栀子汁调和药性,使清热除湿,行气活血,利尿解毒之功汇聚,疏肝运脾。

以腹胀为主

腹胀是指自觉脘腹胀满，触之无形，按之柔软，压之无痛，多因胃肠道疾病、肝胆与胰腺疾病等原因引起。

中医认为，腹胀多由酒伤、食伤、情志郁结、黄疸积聚等所致，有虚实之分。

虚证见腹胀，大便溏泻，不思饮食，腹痛喜温喜按，按之腹较软。实证见便秘，腹胀，口渴心烦等。

有的乙型肝炎患者常以腹胀为主要临床表现，在临床诊治中应根据"急则治标"的原则，可以治疗腹胀为主。

疏肝运脾软煎汤

【方源】

《国家级名医秘验方》（隋殿军，等．吉林科学技术出版社，2008）。

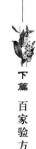

【组成】

炒白术20g，郁金20g，枸杞子20g，鸡内金10g，地耳草20g，丹参15g，紫草18g，水牛角20g，炒酸枣仁15g，甘草6g。

水煎服，每日1剂，早晚各服1次。病情缓解后，可续服复肝丸（自订方由红参须、紫河车、三七、土鳖虫、鸡内金、郁金、姜黄组成）以巩固疗效，每次3g，每日2次。

【功效】

疏肝运脾，软坚化积，和血护营。主治慢性活动性肝炎、脾肿大、肝硬化失代偿期，属肝郁脾滞，络伤动营血者。

【验案】

陈某，男，34岁，医师，1990年3月21日就诊。

主诉：腹胀，恶心，鼻、牙出血6个月。

病史：1988年7月体检发现乙肝"大三阳"，ALT 88U/L，自觉疲乏，即行休息治疗，服益肝宁、复肝宁、维生素C等药物治疗3个月，肝功能仍不正常，后改用中药及聚肌胞、联苯双酯等西药治疗1个月后，肝功能正常，恢复工作。1989年6月因公出劳累，返回后自觉疲乏，伴有轻度牙龈渗血，复检ALT 80U/L，白蛋白、球蛋白比值倒置，故又休息治疗。用氨基酸类及保肝药物治疗2个月，白蛋白、球蛋白比值倒置纠正，但ALT 78U/L，继续中西药结合治疗。同年10月，自觉症状加重，出现恶心，腹胀，牙龈出血，仍感乏力，四肢浮肿，大便溏薄，小便少而色深，故入院治疗。查肝肋下2cm，质中度，脾肋下4cm。肝功能：ALT 120U/L，A/G 4.1/4.1。

断为：慢性活动性肝炎、脾肿大、肝硬化失代偿期。住院治疗期间，肝功能反复不正常，全身症状未见明显好转，白球蛋白比值倒置，体重下降，鼻、牙出血不止，至1990年3月下旬病势沉重，自动出院前来就诊。

检查：面色晦暗，形瘦神疲，纳呆便溏，鼻、牙出血不止，心悸腹胀，夜寐欠安，多梦纷纭，苔薄腻，舌红边有瘀斑。肝肋下2cm，质中等，脾肋下4cm。肝功能：ALT 120U/L，白球蛋白比值倒置。

中医诊断：腹胀（肝郁脾滞，癥积已成，络伤动血）。

西医诊断：慢性活动性肝炎、脾肿大、肝硬化失代偿期。

治则：疏肝运脾，软坚化积，和血护营。

方药：疏肝运脾软煎汤。

二诊：药后鼻出血渐止，精神较佳，颇感爽适，纳增眠安，便溏转实，苔薄，脉弦细。此为佳象，故上方去紫草、水牛角、酸枣仁，续服14剂。

三诊：复查肝功能：ALT 40U/L，白球蛋白比值正常，全身症状消失，体重增加，脾肋下1cm，肝肋下1.5cm，续服复肝丸以巩固疗效。1990年8月15日随访，一切均安，已恢复工作。

【按语】

本方为国医大师朱良春的经验方，用于营伤为其特点，伤经动血，导致鼻、牙出血者，屡屡见效。慢性肝炎有出血者，一般止血药不易见效，须用紫草、水牛角（剧者用广角粉）入经营血。而枸杞子之滋肾补脾，益阴除热，尤为不可缺之药。因为肝肾精血虚损所致之失血，偏寒、偏热之品均非所宜，唯枸杞子为当选之佳品，举凡鼻衄、牙宣、咯血、崩漏等见精血内夺，肝不藏血者，在辨治方中加用枸杞子，均可提高疗效。方中地耳草可清热利湿，消肿解毒。

益肝降毒汤

【方源】

《益肝降毒汤治疗乙型肝炎66例》［刘迪加.陕西中医，2000，21（1）：11］。

【组成】

党参12g，黄芪、茯苓、薏苡仁各20g，丹参30g，败酱草、垂盆草各15g，菟丝子、白术、女贞子、赤芍各10g，枸杞子、柴胡各9g，甘草6g。

每日1剂，分早晚2次水煎服。也可以散剂或丸剂口服，每次10g，每日3次。3个月为1个疗程，1个疗程后未转阴者可接服第2个疗程。

【功效】

益气健脾，清热解毒。主治乙型肝炎。

【验案】

王某，男，33岁。

主诉：脘腹痞满，纳差，乏力，口苦，尿黄，大便干半年。

病史：患乙型肝炎，"两对半"为"大三阳"。用西药治疗半年效果不佳，后改服中药。

检查：舌质红，苔黄腻，脉弦数。肝肋下2cm，压痛，脾未触及。肝功能：ZnT 18U，TBIL 28μmol/L。乙肝五项："大三阳"。B超：肝内回声光点粗密不匀。

中医诊断：腹胀（肝郁脾虚，湿热中阻）。

西医诊断：慢性活动性乙型肝炎。

治则：清热利湿解毒。

方药：益肝降毒汤去黄芪、党参，加茵陈、大黄、泽泻。

二诊：服6剂后，小便清，大便畅。基本方加减续服。

三诊：15剂后，诸症消失，肝功能正常，但HBsAg、HBeAg尚未转阴，改用丸剂服3个月后，抗-HBs转阳，其余转阴。随访2年无复发。

【按语】

益肝降毒汤中以黄芪、党参、茯苓、白术益气健脾，提高免疫力，保护肝细胞；败酱草、垂盆草、薏苡仁清热利湿，解毒；柴胡、丹参、赤芍疏肝解郁，祛瘀生新，改善微循环，抑制肝纤维化改变；枸杞子温补肾阳，促使抗原转阴。全方祛邪不伤正，温阳不伤津，共奏益气健脾，清热解毒之功。

舒肝健脾汤

【方源】

《舒肝健脾法治疗慢性乙型肝炎40例临床观察》[林达秋.吉林中医药，2000，20（3）：20]。

【组成】

黄芪、党参、茯苓各20g,白术12g,柴胡9g,木香6g,猪苓、虎杖、白芍各15g,丹参、白背叶根、山楂各30g。

每日1剂,早晚各煎1次,每次煎液200ml。1个月为1个疗程,每疗程复查1次肝功能及乙肝五项,总疗程为3个月。

【功效】

健脾益气,和胃渗湿,疏肝理脾。主治慢性乙型肝炎。

【验案】

梁某,男,28岁,工人。

主诉:腹胀,乏力,纳差1个月。

病史:常感腹胀,右胁肋胀痛,尿黄,反复肝功能异常,HBsAg阳性1年余。

检查:腹胀满不舒,面色萎黄,精神抑郁,疲乏,舌红,苔微黄腻,脉沉弦。肝功能:TBIL 72μmol/L。乙肝五项:HBsAg(+),HBeAg(+),抗-HBc(+)。

中医诊断:腹胀(肝郁脾虚,湿热交蒸)。

西医诊断:慢性乙型肝炎。

治则:疏肝健脾,佐以清热利湿。

方药:黄芪、白芍、茵陈、鸡骨草各20g,党参、五味子、虎杖、茯苓、白术各15g,白背叶根、山楂各30g,柴胡、鸡内金、甘草各9g。每日1剂,早晚各煎服1次。

二诊:1个疗程后自觉症状消失,肝功能各项指标明显改善。照原方去清热利湿之品,加女贞子、麦冬等以柔肝养阴。

随症加减治疗。

三诊：两个疗程后，精神、体力如常。肝功能正常。乙肝五项 HBsAg（-），HBeAg（-），抗-HBc（-）。随访半年，症状无反复，乙肝五项指标皆为阴性。

【按语】

舒肝健脾汤健脾益气，和胃渗湿，疏肝理脾，立足于健脾疏肝，扶正祛邪。发病之初，其病情往往虚实夹杂，多夹湿热，宜佐以清热利湿；病久多气血两亏，宜补益气血。用药要做到养阴柔肝而不滋腻，行气化瘀而不伤血，清热利湿而不伤阴，处处顾护脾胃，慎用苦寒之品。

水黄胶囊

【方源】

《水黄胶囊治疗慢性乙型肝炎92例疗效观察》[丁逢春，等．山东中医杂志，2000，19（9）：535]。

【组成】

水分蓟素8.4g，丹参1500g，地耳草1000g，川芎、柴胡、郁金、白芍、茵陈、白术、五味子各600g，大黄、甘草各300g。

柴胡、郁金、茵陈用水蒸气蒸馏法提取挥发油，盛于密闭容器中备用；丹参、川芎、五味子用醇提法提取其有效成分并

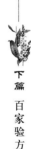

制成干浸膏药备用。已上6味药渣与白芍、地耳草、白术、甘草合并,用水提醇沉法制成干浸药膏备用。将上述两种干浸药膏和水分蓟素混匀,粉成100目细粉充分混匀制成颗粒,喷入挥发油拌匀,分装于1000粒0号空心胶囊中。每次5粒,每日3次,温开水送服,两个月为1个疗程。

【功效】

活血化瘀,通经消痞,疏肝解郁,清利肝胆,利湿退黄。主治慢性乙型肝炎。

【验案】

患者男,41岁。

主诉:腹胀,胁痛3年余。

病史:乙型肝炎病史3年半。

检查:腹胀,胁痛,倦怠乏力,食欲不振,小便发黄,厌油,低热。肝功能:TTT 12U。乙肝五项:HBsAg(+),HBeAg(+),抗-HBc(+)。

中医诊断:腹胀。

西医诊断:慢性乙型肝炎。

治则:活血化瘀,通经消痞,疏肝解郁,清利肝胆,利湿退黄。

方药:给以水黄胶囊治疗,每日服3次,每次5粒。治疗过程中症状逐渐消失,面色红润。

二诊:两个月后,乏力懒动、腹胀纳差、尿黄等症状完全消失,化验肝功能正常。乙肝五项:HBsAg(-),抗-HBc(-),抗-HBe(+)。半年后肝功能及乙肝五项正常。

【按语】

水黄胶囊中水分蓟素有较显著的抗慢性肝损伤及抗肝纤维化作用；大黄清热泻下，荡涤肠胃实热以通腑气，使湿热从大便而出；丹参、川芎活血化瘀通络；柴胡疏肝解郁；郁金理气化瘀；白芍养阴柔肝补血；茵陈、地耳草清利湿热；白术健脾益气，燥湿和中；甘草清热解毒，调和诸药。以上药物配合，使肝郁得解，肝血得补，肝热得清，则诸症自消。水黄胶囊在制备过程中根据各味中药所含有效成分及作用机制的不同，采用了提取挥发油、醇提、水提醇沉法，确保各味中药有效成分的充分利用，提高了药物疗效，去掉了无效成分，减少了服用剂量，为有效治疗慢性乙型肝炎奠定了基础。

三白扶正汤

【方源】

《三白扶正汤治疗慢性乙型肝炎86例》[吴正国，等.实用中医药杂志，2002，18（7）：17]。

【组成】

白英、白背叶根各15g，白马骨根、茯苓各9g，五味子、炙甘草各6g，党参12g。

每日1剂，水煎服，30天为1个疗程，可连服两个疗程。

【功效】

疏肝健脾,益气扶正。主治慢性乙型肝炎。

【验案】

张某,男,26岁,1999年6月1日初诊。

主诉:腹胀,体倦乏力,纳呆,头晕目眩,胸胁满闷3年余。

病史:患乙肝多年,经多家医院求医,曾用干扰素、转移因子和其他保肝药物,并运用中药(不详)治疗,疗效甚微。

检查:腹胀纳呆,精神抑郁,大便溏薄,舌体胖大,边有齿痕,舌苔薄白,脉虚无力。乙肝五项:HBsAg(+),HBeAg(+)。肝功能:ALT 90μmol/L。

中医诊断:腹胀(肝郁脾虚)。

西医诊断:慢性乙型肝炎。

治则:疏肝健脾,益气扶正。

方药:三白扶正汤加陈皮、柴胡各9g,黄芪20g,白术、薏苡仁各12g。水煎服,每日1剂。

二诊:10剂后肝功能已降至正常范围,症状明显好转,效不更方,继续服15剂。

三诊:HBsAg(-),HBeAg(-),症状消失,精神舒畅,上方继服10剂以巩固疗效。半年后随访未复发。

【按语】

三白扶正汤中白英、白背叶根、白马骨根清热解毒,祛风利湿,清热解毒能祛除疫毒之邪,祛风利湿能驱除胶固之湿邪。茯苓、党参、炙甘草补脾益气,正合张仲景"见肝之病,知肝传脾,当先实脾"之意。

乙肝丸

【方源】

《自拟乙肝丸治疗慢性乙型肝炎的体会》[章淇江,等.新疆中医药,2003,21(5):35-36]。

【组成】

柴胡、炒川楝子各12g,丹参18g,石见穿、黄精、金钱草、薏苡仁各30g,鸡内金、土鳖虫、红花各10g,桃仁、莱菔子、鳖甲各15g,五味子、蚂蚁各9g,大黄6g。

胁痛加姜黄、郁金、延胡索;胸闷加枳壳、瓜蒌皮;纳差加山楂、白豆蔻;失眠加合欢皮、酸枣仁。

【功效】

疏肝理气,活血化瘀。主治慢性乙型肝炎。

【验案】

努某,男,48岁,维吾尔族,阿克苏市人,银行职员,1996年4月6日就诊。

主诉:时感胁腹胀满不舒,纳差10余年。

病史:乙型肝炎病史11年,经治疗后,基本痊愈,多次肝功能检查:HBsAg(+),抗-HBe(+),抗-HBc(+)。

检查:面色晦暗,面及手背部老年斑颜色黑褐,面容消瘦，胁腹胀满，纳差，大便时干时溏，脉滑无力，舌体小，质暗，苔少。B 超：肝脾肿大，肝肋下 4cm，质硬，无压痛，表面光滑。肝功能：ALT 408U/L，AST 376U/L，A/G＜1。乙肝五项：HBsAg（＋），抗-HBe（＋），抗-HBc（＋）。

中医诊断：腹胀。

西医诊断：慢性乙型肝炎。

治则：疏肝理气，活血解毒。

方药：乙肝丸 6 剂，每日 1 剂，水煎 2 次混匀，早中晚各口服 150ml。忌烟酒、生冷辛辣。

二诊：药尽，患者感觉胃部不适，时伴呕恶，遂以上方制水丸吞服，每次口服 60 粒（相当于生药 6g），每日 3 次，45 天为 1 个疗程。

三诊：两个疗程后，患者精神好转，胁痛腹胀减轻，饮食有增，二便调，舌质淡，苔薄，脉弦。B 超：肝脏质地变软，肝肋下 3cm。肝功能改善，ALT 56U/L，AST 43U/L。仍以前方前法继续，共服 8 个疗程，临床症状全部消失，各项指标均在正常范围内。

【按语】

乙型肝炎多由肝失条达，气机失常，湿热邪毒侵蚀机体而成。在治疗肝病的过程中，应始终遵循肝主疏泄，喜条达，"见肝之病，当先实脾"，"乙癸同源"，"肝体阴而用阳"等理论，根据肝病的不同阶段的临床表现而处方用药。本方中金钱草、石见穿、柴胡、川楝子疏肝解郁利胆；莱菔子、薏苡仁利湿和胃；黄精益气补虚；丹参、土鳖虫、桃仁、红花、鳖甲、大黄、鸡内金行瘀活血，消积软坚，清热解毒。

补肾解毒方

【方源】

《补肾柔肝解毒法治疗乙型肝炎的临床观察》[李恩庆,等.四川中医,2005,23(4):51-52]。

【组成】

熟地20g,山茱萸10g,白芍15g,茵陈20g,虎杖10g,大黄10g,丹参20g。

每日1剂,文火水煎温服。

【功效】

补肾解毒,疏肝活血。主治乙型肝炎。

【验案】

王某,男,18岁,学生,2000年11月15日初诊。

主诉:腹胀,肝区不适6年。

病史:6年前因饮食不洁,致脘腹胀满,胃纳差,当时到当地医院诊治,检查肝功能异常,ALT 75U/L。乙肝五项:HBsAg、HBeAg、抗-HBc均为阳性,诊断为"乙型肝炎"。服用肌苷片、ATP片及中药护肝片等治疗,时好时坏,病情不稳定。

检查:面色萎黄,脘腹胀满,性情急躁,胃纳差,小便黄,舌淡红,苔黄,脉弦细。

中医诊断：腹胀（肾虚肝郁夹湿热）。

西医诊断：乙型肝炎。

治则：补肾柔肝解毒。

方药：熟地10g，山茱萸10g，白芍15g，茵陈20g，虎杖10g，大黄10g，丹参20g，白花蛇舌草30g，连翘20g。水煎服，每日1剂。

二诊：服用20剂后，面色较前转红润，唯食后胃脘稍有不适，舌红苔薄白，脉弦细。守上方加陈皮10g，继服10剂。

三诊：继服10剂后，腹胀消失，食欲转旺，二便通利，查肝功能及乙肝五项指标均在正常范围内。随访半年，未见复发。

【按语】

补肾解毒方在具体应用过程中，若病情处于急性活动期，湿热较重，或肝郁较甚，首先以解毒利湿，疏肝解郁为主，待病情稳定，补肾与解毒合用，巩固远期疗效。

方中熟地、山茱萸为历代补肾方之基本结构，为补肾之主药，补肾填精以固其本。白芍补血柔肝，补肝之体以和肝之用，肝血与肾精相互转化，肝之体全赖肾水涵养，欲养肝之体，必滋肾阴，肝体得养，肝用乃畅，体用平衡，肝病乃愈，是为治本之图。茵陈、虎杖、大黄清除湿热毒邪，利胆清肝；茵陈能减轻肝细胞变性及坏死的病理过程，且大黄与丹参相伍具有活血之功。丹参有祛瘀生新，改善肝内微循环，防止肝纤维化，促进肝细胞再生作用，有清除免疫复合物的作用，且可促进白蛋白合成，降低球蛋白及抑制纤维化。诸药合用，可减轻或阻止肝损害，有防治乙型肝炎的作用，可有效地阻止肝纤维化的进程，使乙型肝炎患者临床体征及肝功能明显改善。

清肝解毒汤

【方源】

《清肝解毒汤治疗慢性乙型肝炎132例》［陈鸿镰．江西中医药，2007，38（294）：37－38］。

【组成】

黄芪、白花蛇舌草各30g，柴胡、白芍、栀子、郁金各10g，丹参、虎杖、白术、茯苓、赤芍、女贞子、矮地茶各15g，甘草6g。

每日1剂，水煎2服。

【功效】

清肝解毒，益气活血，疏肝健脾，滋补肝肾。主治慢性乙型肝炎。

【验案】

林某，女，36岁，教师，2001年2月初诊。

主诉：脘腹胀满，神倦乏力，胁肋隐痛，不欲饮食月余。

检查：面色淡白，口苦欲恶，大便溏薄，日解2～3次，小便时黄，舌红润，苔白腻微黄，脉弦缓。肝功能：ALT 128U/L，AST 96U/L。乙肝五项：HBsAg（＋）、HBeAg（＋）、抗－HBc（＋）。

中医诊断：腹胀（肝郁脾虚）。

西医诊断：慢性乙型肝炎。

治则：益气解毒，健脾疏肝。

方药：清肝解毒汤加苍术 10g，陈皮 10g，砂仁 6g。每日 1 剂，连服 12 日。

二诊：精神改善，脘胀胁痛减轻，食欲增加，大便润，日解 1 次，小便淡黄，舌红润，苔薄白，脉弦缓。肝功能：ALT 74U/L，AST 63U/L。继予清肝解毒汤加薏苡仁 30g，黄芩、山药各 15g，连服 10 剂。

三诊：复检肝功能正常，又于原方基础上加太子参、桑寄生、杜仲等药，服 20 剂后再查肝功能正常，HBeAg 弱阳性。嘱其带药两个月，以固疗效。停药 3 个月后复检肝功能正常，HBsAg（＋），抗-HBe（＋），HBV DNA（－）。

【按语】

清肝解毒汤中虎杖、白花蛇舌草清热解毒，利胆退黄，二药同起抗病毒作用；黄芪益气补脾扶正，现代药理证实黄芪有提高机体免疫功能，能诱生干扰素，增强抗病毒能力；丹参有保肝，护肝脏，活血化瘀，抗肝纤维化，调整免疫功能，中医学认为其补血活血功同四物，与黄芪同用其效更彰；白术、茯苓健脾渗湿，得黄芪健脾之功更强，可显著提高自身白蛋白和总蛋白的含量；柴胡疏肝透邪；郁金活血通络，疏肝解郁；白芍养血柔肝，补而不散；赤芍行血散瘀，泻肝凉血，散而不补，相辅相成；女贞子滋补肝肾，有保肝降酶作用；甘草调和诸药，有报道甘草具有促进肝细胞再生并可抑制纤维增生的作用；矮地茶清热利湿，保肝降酶。诸药合用，祛邪而不伤正，补虚而不留邪，共达清肝解毒，益气活血，疏肝健脾，滋补肝肾之功。

以鼓胀为主

鳖甲三虫汤

【方源】

《鳖甲三虫汤治疗乙肝后肝硬化腹水37例》[胡晓峰．光明中医，2001，16（96）：46－47]。

【组成】

鳖甲30g，地龙10g，土鳖虫10g，水蛭（研粉分二次吞）3g，白芍30g，白术15g，半枝莲30g，六月雪30g，牵牛子10g，猪苓10g，厚朴10g。

症见黄疸，胸闷，口苦，小便短赤，加茵陈、栀子、金钱草、虎杖；症见疲乏无力，四肢倦怠，声音低怯，面部虚浮，舌胖边有齿印，动则气促，加黄芪、党参、黄精；症见舌红，口干，五心烦热，尿赤便结，加生地、龟甲、石斛；症见纳少，便溏，浮肿，肢冷恶寒，加干姜、益智仁、淫羊藿。

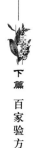

每日1剂,水煎,2次分服,3个月为1个疗程,一般两个疗程。

【功效】

软肝化瘀,攻下逐水。主治乙肝后肝硬化腹水。

【验案】

顾某,男,39岁,农民,1996年2月13日初诊。

主诉:四肢消瘦而肚腹胀大10余天。

病史:患者1986年因患急性乙型肝炎住院,其后病情反复,肝功能异常。延至1996年2月,出现四肢消瘦而肚腹胀大,西医诊断为"慢性乙型肝炎肝硬化,脾肿大,门脉高压,腹水"。

检查:腹大如瓮,脘腹绷急,腹坚脐突,形体消瘦,颈部血痣,倦怠乏力,饮食减少,食后腹胀,小便短少,面色晦暗,舌质紫暗,苔薄白,脉沉涩。

中医诊断:鼓胀(肝脾血瘀)。

西医诊断:乙肝后肝硬化腹水。

治则:软肝化瘀,攻下逐水。

方药:鳖甲三虫汤加黄芪30g,党参15g。

二诊:服药1个疗程,腹水消退。方中牵牛子一味则根据大小便情况而加减。

三诊:用基本方去牵牛子,再服药3个月。ALT、A/G比值均正常,精神大振,面色见好,随访1年未复发。

【按语】

乙肝后肝硬化腹水,属于中医"鼓胀"范畴,其发病常因感受湿热疫毒之邪日久，正不胜邪导致肝脾内伤。

肝主疏泄，有通利三焦，疏通水道的作用。脾主运化水湿，由于肝病日久，疏泄失常，脉络瘀阻，肝病及脾，脾虚失运，水湿内停。肝脾同病，使腹部逐渐胀大而形成鼓胀。肝脾久病，进而累及肾，则可导致肝肾阴虚或脾肾阳虚，甚则肝肾阴竭，肝风内动而见神昏痉厥，病系本虚而标实。本虚只能缓图，标实则必须急治，所以消水是当务之急。对于消腹水，逐水优于利尿，利尿多伤阴，淡渗之剂已不起作用，反复攻补，耐心治疗，方有病愈者。攻下逐水不会引起大出血，因逐水正好减轻门静脉高压，以泻下之后，患者自觉症状会明显好转。肝硬化腹水以水停为标，肝脾血瘀为本，所以腹水以治水为先，勿忘软肝化瘀。软肝化瘀是治本之法。

鳖甲三虫汤中鳖甲既走血分，又走气分，既可软坚散结，又可入肝抑邪，使病邪去，癥积得消，实为治疗肝硬化之良药；水蛭、土鳖虫、地龙破血逐瘀，通经利水道；白芍补肝血，养肝阴；白术健脾补气，一药补养肝脾；半枝莲、六月雪疏肝活血，清热解毒；厚朴、猪苓、牵牛子行气消胀，攻下逐水，其中牵牛子药性滑利，气味雄烈，降泻而走气分，通三焦，逐肺气，利水道，善于泄水湿消肿满，为消腹水要药。诸药配合，具有软肝化瘀，攻下逐水之功效，是用于治疗乙肝后肝硬化腹水的基本方。

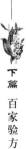

以肝着为主

肝着首见于《金匮要略》。其症状为"其人常欲蹈其胸上"。病机应为肝气血郁滞,着而不行,故称肝着。以胸胁痞闷不舒,甚或胀痛,常喜别人叩按胸部,借以舒展气机为主要表现。

《金匮要略心典》曰:"肝脏气血郁滞,着而不行,故名肝着。然肝虽着而气反注于肺,所谓横之病也,故其人常欲蹈其胸上,胸者肺之位,蹈之欲使气内鼓而出肝邪,以肺犹橐籥,抑之则气反出也。先未苦时,但欲饮热者,欲着之气,得热则行,迨既着则亦无益矣。"

部分乙型肝炎患者常有与肝着相似的临床表现。

乙肝扶正散

【方源】

《乙肝扶正散治疗乙型肝炎40例》[杨永平.实用中医内

科杂志,2001,15(3):40-41]。

【组成】

党参500g,黄芪500g,蚂蚁200g,虎杖500g,三七50g,当归100g,白花蛇舌草200g,郁金100g,龟甲100g,赤芍200g,丹参200g,白术200g,茯苓100g。

药共研细末,每日3次,每次9g,内服。忌油腻食物,禁酒。3个月为1个疗程,停用其他辅助性药物,1个疗程后复查1次。

【功效】

滋补肝肾,解毒化瘀。主治乙型肝炎。

【验案】

王某,男,56岁,1998年5月12日初诊。

主诉:胸胁胀闷,失眠头晕,情绪急躁3年余。

病史:有乙肝病史3年余,经多家医院治疗无效。

检查:胸胁胀闷,食差,神疲乏力,腰膝酸软,口干苦,时有盗汗,舌质红,苔薄黄,脉细。查体肝脾不大。乙肝五项:HBsAg(+),HBeAg(+),抗-HBc(+)。

中医诊断:肝着(肝肾阳虚,气滞血瘀)。

西医诊断:乙型肝炎。

治则:滋补肝肾,解毒化瘀。

方药:乙肝扶正散。

二诊:1个月后复查,临床症状好转,食欲增加。继服乙肝扶正散治疗,并注意休息,适当加强营养。

三诊:1个疗程后,临床症状基本消失,自觉多年陈疾祛除。继续服用乙肝扶正散。半年后随访,查 HBsAg（-）,抗-HBs（+）,抗-HBc（+）。为巩固治疗效果,嘱再服 1 个疗程乙肝扶正散。

【按语】

乙型肝炎患者出现胸胁胀闷不适症状多与肝郁脾气虚,肾阴亏损有关。乙肝扶正散用黄芪、白花蛇舌草、丹参、赤芍、虎杖解毒化瘀;当归、龟甲、党参、白术调肝理脾;茯苓清利湿热,补益气血;重用蚂蚁可使人体增强持久的非特异性免疫功能,还可以降低转氨酶,使机体免疫力增强,乙肝五项指标阴转率提高,改善和消除症状快。

乙肝转阴灵

【方源】

《乙肝转阴灵治乙型肝炎360例疗效观察》[陈茂森.中国实验方剂学杂志,2003,9(增刊):35-36]。

【组成】

1. 转阴灵煎剂:水牛角30g,虎杖30g,贯众15g,白花蛇舌草15g,板蓝根30g,车前子15g,女贞子15g,桑椹子15g,柴胡15g,太子参30g,黄芪15g,草决明10g,五味子15g,枸杞子15g,杜仲15g,白芍15g,半枝莲15g。3碗水煎成大半碗温服,1个月为1个疗程。

2. 转阴灵冲剂：郁金 150g，三七 90g，溪黄草 150g，垂盆草 150g，崩大碗 120g，水牛角 150g，紫草 150g，人工牛黄 60g，板蓝根 150g，鸡内金 90g，白豆蔻 90g，蚕砂 120g，黄芪 150g，白术 120g，鳖甲 150g，炮山甲 120g，重楼 150g，丹参 150g，赤芍 150g，十大功劳 150g。共研细末制成冲剂，每次服 5g，每日冲服 3 次，1 个月为 1 个疗程。

【功效】

理气化湿，活血化瘀，扶肝补肝，清热解毒。主治乙型肝炎。

【验案】

李某，男，48 岁，1995 年 8 月 6 日就诊。

主诉：胸胁胀闷不舒，眩晕耳鸣 10 余年。

病史：患慢性乙型肝炎已 13 年。

检查：面色灰青，形体清瘦，倦怠乏力，夜卧不安，舌红，苔黄腻，脉沉弦细略数。B 超：肝增大 2cm。肝功能检查 TTT、ALT 均增高。乙肝五项：HBsAg（+），抗-HBe（+），HBeAg（+）。

中医诊断：肝着（肝肾阴虚，湿热内蕴）。

西医诊断：慢性乙型肝炎。

治则：滋阴补肾，解毒祛湿。

方药：虎杖 30g，白花蛇舌草 30g，板蓝根 15g，车前子 15g，女贞子 15g，桑椹子 15g，柴胡 15g，枸杞子 15g，草决明 10g，五味子 15g，半枝莲 15g。水煎服，并以转阴灵冲剂冲服，每日 3 次，每次 5g。

二诊：服药 1 个疗程后，TTT、ALT 降至正常，自觉夜能安枕，眩晕耳鸣等症状明显减轻，效不更方，继用上方两个疗程。

三诊：经某医院两次乙肝五项检查，各项指标均已转为阴性。B超检查肝已回缩正常。嘱其仍用转阴灵冲剂1个月以善其后。

【按语】

转阴灵煎剂立意以增强免疫力（扶正）为主，以杀灭乙肝病毒（祛邪）为辅，方中太子参、黄芪扶肝补气，枸杞子、白芍保肝养血，桑椹子、女贞子、五味子滋补肝肾，虎杖、贯众、白花蛇舌草、板蓝根为杀灭乙肝病毒之"特效良药"，兼以车前子、半枝莲、草决明、柴胡利水化湿，疏肝理气。诸药配合，共成增强免疫力（扶正），杀灭乙肝病毒（祛邪）之理想高疗效方剂。

转阴灵冲剂是以杀灭乙肝病毒（祛邪）为主的方剂，方中溪黄草、垂盆草、崩大碗、紫草、人工牛黄、板蓝根、水牛角，均为清热解毒，抗乙肝病毒之良药；三七、赤芍、丹参、重楼活血化瘀；鳖甲、炮山甲软坚散结，白豆蔻、蚕砂理气化湿浊；黄芪、白术、十大功劳益气健脾，扶肝补肝。诸药合用，共成理气化湿，活血化瘀，扶肝补肝，清热解毒，祛除乙肝病毒良方，对慢性迁延性乙型肝炎及肝硬化均有良效。与转阴灵煎剂合用，一扶正为主，一祛邪为主，两者相辅相成，共奏良效。

三阳转阴汤

【方源】

《自拟三阳转阴汤治疗乙型肝炎16例》[臧红亚，等．现代中西医结合杂志，2001，10（14）：1367]。

【组成】

白术15g，茯苓12g，泽泻12g，薏苡仁12g，淫羊藿15g，巴戟天12g，柴胡10g，川芎10g，白芍10g，甘草6g。

转氨酶高者加五味子20g，大黄（后下）6g，茵陈20g；右关脉沉者加白术20g，槟榔、焦三仙各10g；左关脉沉者加柴胡20g，郁金10g，香附10g；尺脉弦细者加淫羊藿、巴戟天各20g，山茱萸10g；气虚者加黄芪10g，党参10g。

水煎服。每日1剂，分早晚2次服，30剂为1个疗程。

【功效】

温肾，健脾行水，疏肝理气。主治乙型肝炎。

【验案】

患者，男，26岁，于1997年7月13日初诊。

主诉：胸腹胀满，疲乏无力，腰膝酸软半年。

病史：曾做乙肝五项检查诊断为慢性活动型肝炎。曾服乙肝宁冲剂5个月，未见明显疗效。

检查：食欲不振，舌质淡，苔白而厚腻，脉沉略迟。查体：无肝区压痛、反跳痛，腹部平软，左手背近掌指关节处有一蜘蛛痣。肝功能正常。B超检测结果：脾厚4.5cm，肝胆未见异常。

中医诊断：肝着（脾肾阳虚，湿困中焦）。

西医诊断：慢性活动性肝炎。

治则：温肾，健脾行水，疏肝理气。

方药：三阳转阴汤。水煎服，每日1剂。

二诊：服30剂后，患者食欲增加，精神、体力均较前明显好转。续服上方。

三诊：30剂后做乙肝五项检查：仅抗－HBs（＋）。嘱其再服三阳转阴汤30剂，以巩固疗效，随访2年未见复发。

【按语】

三阳转阴汤采用健脾行水，温肾制水的药物，除转氨酶较高的患者外，很少使用苦寒克伐性药物，以免损伤脾胃。方中茯苓、白术、泽泻、薏苡仁健脾行水，巴戟天、淫羊藿配伍使用温肾制水，柴胡、川芎、白芍疏肝理气，甘草调和诸药。诸药合用，共达温肾，健脾行水，疏肝理气之效。

茵陈岩柏汤

【方源】

《茵陈岩柏汤治疗慢性乙型肝炎诊治分析》［倪贵炎．浙江临床医学，1999，1（3）：165－166］。

【组成】

茵陈30g，岩柏草30g，虎杖根15g，郁金15g，丹参15g，焦栀子9g，天名精10g。

胁痛郁热加黄芩、柴胡各9g，便秘加大黄9g，乏力肢倦加黄芪15g，胃纳不振加焦山楂、焦神曲各15g。

上药研细末，为水丸，每日3次，饭前半小时口服，每次5粒，3个月为1个疗程。或每日服1剂，水煎服。

【功效】

清热利湿，疏肝化瘀。主治慢性乙型肝炎。

【验案】

患者，女，40岁。

主诉：脘胁不舒，纳差乏力，恶心欲吐5天。

病史：有乙型肝炎病史。

检查：脉弦细，苔薄黄腻，质偏红。肝功能：ALT 252U/L，TBIL 19μmol/L，A/G＜1。乙肝五项：HBsAg（＋）。

中医诊断：肝着。

西医诊断：慢性乙型肝炎复发。

治则：清热利湿，活血化瘀。

方药：茵陈30g，岩柏草30g，虎杖根15g，郁金15g，丹参15g，天名精15g，焦栀子15g，焦山楂15g，焦神曲15g，猪苓15g，茯苓15g。共15剂。

二诊：诉纳食有增，恶心已除，脘胁渐舒，唯仍乏力，脉弦细，苔薄黄。予前方加黄芪15g，生薏苡仁30g，续服15剂。

三诊：诉纳食已旺，诸症皆除，复查ALT、TBIL全部正常，A/G＞1，HBsAg（－）。嘱上方再服半个月，以资巩固。半年后复查，一切正常。

【按语】

茵陈岩柏汤重用茵陈、岩柏草、焦栀子、天名精以清肝之湿热；用丹参、郁金、虎杖意在化肝之瘀热，切中乙肝之发病机制，因而得以奏效。

扶正解毒散

【方源】

《扶正解毒散治疗慢性乙型肝炎298例》[耿彩云，等.陕西中医，1999，20（4）：148－149]。

【组成】

人参、三七各6～10g，黄芪30～60g，淫羊藿、连翘各15g，土茯苓30g，紫草、枸杞子、猪苓、丹皮各10g，蒲公英12g，甘草6g。

湿热内蕴者，去人参、枸杞子，加贯众、虎杖、白花蛇舌草；肝肾阴虚者去人参，加沙参、生地、地骨皮；肝郁脾虚者加白术、川楝子、白芍；气滞血瘀者，加赤芍、桃仁、红花；肝脾肿大者，加三棱、莪术、山甲。

全方研细末为散剂，每日3次，每次10g，1个月为1个疗程。

【功效】

健脾滋肾，清热解毒。主治慢性乙型肝炎。

【验案】

刘某，男，39岁，干部，1996年8月8日就诊。

主诉：胸脘胀，恶心纳呆6年余。

病史：患乙型肝炎6年余，历经中西医治疗，疗效时好时差。

检查：口苦腹胀，倦怠无力，尿黄，舌质紫暗，苔薄白滑腻，脉弦缓。皮肤、巩膜无黄染，肝大肋下2cm，质较硬，脾大肋下3cm，肝脾区均有压痛，未见肝掌及蜘蛛痣。乙肝五项：HBsAg、HBeAg、抗-HBc均阳性。肝功能：ALT 182U/L，AST 89U/L，TBIL 157μmol/L。

中医诊断：肝着（肝郁脾虚，气滞血瘀，湿热内蕴）。

西医诊断：慢性活动性乙型肝炎。

治则：健脾滋肾，解毒活血通络。

方药：扶正解毒散加减。并用10%葡萄糖500ml，加黄芪注射液10ml，静脉滴注10天。

二诊：1个疗程后，胸胁痛、恶心纳差、倦怠乏力明显好转，HBeAg阴转，ALT、AST、TBIL均已正常，肝脾不大，仍宗前方加减治疗1个疗程。

三诊：1个疗程后，诸症消失，肝功能及乙肝五项检查亦正常。

【按语】

扶正解毒散中人参、黄芪、淫羊藿补气健脾消食，以壮元阳；土茯苓、连翘、蒲公英清热解毒利湿；三七、紫草活血止痛消肿；丹皮、枸杞子滋阴凉血，补肝滋肾，清除内热。全方攻补兼施，扶正与祛邪并重，注意调节人体的免疫功能，达到了抑制病毒，防止肝细胞坏死的效果。

解毒祛湿活血益气汤

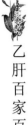

【方源】

《解毒祛湿活血益气汤治疗乙型肝炎 30 例》[马长林. 实用中医内科杂志, 1998, 12 (1): 27-28]。

【组成】

党参 30g, 黄芪 30g, 淫羊藿 15g, 仙茅根 15g, 黄柏 15g, 龙胆草 15g, 板蓝根 30g, 白花蛇舌草 30g, 茵陈 15g, 土茯苓 30g, 何首乌 15g, 当归 10g, 丹参 20g, 红花 4g, 黄精 10g, 虎杖 10g, 半枝莲 10g。

肝区疼痛较重加延胡索、郁金, 腹胀饮食不佳或排便不爽者加莱菔子、焦三仙, 肝脾肿大者加鳖甲、龟甲、桃仁, 正气不足者党参改为红参。

每日 1 剂, 水煎服, 20 天为 1 个疗程。

【功效】

疏肝理气, 活血化瘀, 健脾祛湿。主治乙型肝炎。

【验案】

马某, 男, 40 岁, 干部, 1994 年 4 月 10 日初诊。

主诉: 胸胁胀满隐痛, 疲乏无力进行性加重 4 年。

病史: 患者 4 年前在体检时发现患有乙型肝炎, 几年来口服中、西、藏药治疗未见疗效。

检查：两肋胀满隐痛，疲乏无力，纳呆，便溏，口干苦而黏，时有恶心欲吐，面色灰暗，苔白腻，脉细紧。肝大，肋下3cm，质软触痛，脾肿大。肝功能：ALT＞400U/L，TTT 30U，TBIL 308μmol/L。乙肝五项：HBsAg(＋)，HBeAg(＋)，抗－HBc(＋)。B超：肝大肋下3cm，脾肿大，弥漫性肝病。

中医诊断：肝着（气滞血瘀，寒湿困脾）。

西医诊断：慢性乙型肝炎。

治则：疏肝理气，活血化瘀，健脾祛湿。

方药：解毒祛湿活血益气汤加减。柴胡15g，延胡索15g，黄芪30g，藏红花4g，丹参20g，茯苓30g，板蓝根30g，白花蛇舌草30g，白术15g，黄柏10g，当归10g，何首乌10g，鳖甲30g，龟甲30g，甘草10g，肉桂10g，淫羊藿15g，乌梅10g。

二诊：服药10剂后症状有所减轻，继服上方。

三诊：再服10剂症状明显好转，胸胁胀满隐痛缓解，精神饮食好转，大便如常。B超检查肝脾肿大明显好转。前方去鳖甲、龟甲，加党参、白芍、虎杖、仙茅根、五味子继服20剂。

四诊：20剂后，诸症消失，复查乙肝五项均正常，B超第二次复查肝脾肿大消失。出院后半年随访，肝功能及乙肝五项指标均正常。

【按语】

解毒祛湿活血益气汤具有提高免疫功能，增强免疫能力，抑制病毒，改善肝脏血液循环，抗肝脏纤维化，促进肝细胞的修复，改善肝脏功能的作用，最终达到提高机体免疫机能，祛除病毒的目的。

六芍白虎汤

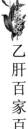

【方源】

《六芍白虎汤治疗慢性乙型肝炎120例》[胡晓风.中国乡村医药,1999,6(8):9-10]。

【组成】

六月雪30g,赤芍15g,白花蛇舌草30g,虎杖15g,败酱草15g,蒲公英15g。

脾胃虚弱,症见乏力、便溏者加黄芪、白术。有黄疸者加茵陈。

两个月为1个疗程。服药期间,每月复查1次肝功能及乙肝五项。

【功效】

疏肝活血,清化湿毒。主治慢性乙型肝炎。

【验案】

黄某,男,32岁,农民,1995年4月8日初诊。

主诉:胸胁疼痛,食欲不振1年余,乏力,便溏3天。

病史:有乙型肝炎病史1年2个月。

检查:舌质红,苔黄腻,脉弦。肝右肋下2cm,质中,有触痛,脾未触及。肝功能:ALT 171U/L,AST 97U/L。乙肝五项:HBsAg、HBeAg、抗-HBc均阳性。

中医诊断：肝着（湿热瘀毒蕴结）。

西医诊断：慢性乙型肝炎。

治则：疏肝活血，清化湿毒，佐以健脾。

方药：六月雪 30g，赤芍 15g，白花蛇舌草 30g，虎杖 10g，败酱草 15g，蒲公英 15g，黄芪 50g，白术 10g。每日 1 剂。

二诊：服药 10 余剂后，右胁疼痛减轻，便溏等症状好转。继服上方。

三诊：服药 1 个疗程后诸症消失，肝功能复查正常。乙肝五项：HBsAg、HBeAg、抗-HBc 均转阴。随访 1 年未复发。

【按语】

六芍白虎汤重用六月雪疏肝活血，健脾利湿，且与赤芍、虎杖配伍共同起到疏肝活血，祛瘀止痛作用。现代药理研究表明，此三味药有改善肝脏微循环和增加肝脏血流量，保护肝细胞和促进肝细胞再生，抗肝纤维化，调节免疫功能，促进肝细胞的修复，改善肝功能的作用。虎杖还有利湿解毒的作用；白花蛇舌草、败酱草、蒲公英均有清热解毒作用，使邪毒去则正气安。

疏肝健脾解毒汤

【方源】

《疏肝健脾解毒汤治疗慢性乙型肝炎 39 例》[范江勇．湖北中医杂志，1999，21（4）：169]。

【组成】

柴胡、虎杖各15g，赤芍、白芍、当归、茯苓、白术、板蓝根各10g，甘草6g，生姜3g，大枣3枚。

湿热困阻，疫毒深伏者酌加薏苡仁、茵陈、金银花、败酱草；肝郁气滞者酌加郁金、枳壳、佛手等；气虚者酌加黄芪、太子参等；阴虚者酌加玄参、旱莲草等；血热者加丹皮、生地；病情迁延日久，肝功能损害严重者酌加太子参、五味子、乌梅等。

每日1剂，分2次口服，6周为1个疗程，一般服药2~4个疗程。同时嘱患者禁食辛辣、烟酒，多食水果、蔬菜及有营养的清淡食品，注意休息。

【功效】

调和肝脾，清解热毒。主治慢性乙型肝炎。

【验案】

王某，男，29岁。

主诉：胸胁痛，乏力，口干口苦，头晕年余。

病史：体检时发现HBsAg（＋），HBeAg（＋），抗－HBe（＋），TBIL 30μmol/L，ALT 96U/L。B超检查肝大2cm，内部回声光点粗密不匀。

检查：便干溺黄，舌质暗红，苔黄腻，脉弦细滑。

中医诊断：肝着（肝郁脾虚）。

西医诊断：慢性乙型肝炎。

治则：疏肝解郁，清热解毒。

方药：入院后除用西药对症支持治疗外，中药以疏肝健脾解毒汤加茵陈30g，枳壳、佛手各10g。每日1剂，分2次口服。

二诊：1个疗程后症状好转，肝功能恢复正常，出院并坚持门诊治疗。

三诊：两个月后肝功能检查：ALT 26U/L。乙肝五项：HBsAg（+），HBeAg（-），抗-HBe（-）。又继续服药。

四诊：两个月后，复查乙肝五项：HBeAg（-），抗-HBe（-）。B超结果无异常。随访1年未复发。

【按语】

疏肝健脾解毒汤为肝郁血虚，脾失健运之证而设，兼有调和肝脾，清解热毒的功能，可迅速改善临床症状，促进机体和肝脏本身功能的调整和恢复，具有抑制乙肝病毒的作用，对恢复肝功能和抑制乙肝病毒的复制有明显的效果。

养肝排毒汤

【方源】

《养肝排毒汤治疗慢性乙型肝炎》[张桂芝．中国中医药信息杂志，1999，6（6）：40]。

【组成】

黄芪30g，沙苑子30g，白芍15g，柴胡15g，黄芩20g，金钱草30g，三七10g，丹参20g，延胡索10g。

对于"大三阳"患者及ALT升高者加蒲公英30g,龙葵20g;有黄疸者加茵陈30g,板蓝根30g;对ALT恢复正常,"小三阳"患者,或单纯HBsAg阳性者,加山药30g,女贞子20g,大枣5枚。A/G异常及肝脾肿大者随汤剂加服冬虫夏草胶囊,每次1粒,每日3次,连服3个月为1个疗程。

每日1剂,水煎服。每1个月化验肝功能1次,根据化验指标和临床症状更改药味。

【功效】

滋阴养肝,清热解毒。主治慢性乙型肝炎。

【验案】

赵某,男,37岁,司机。

主诉:胸脘痞闷乏力,劳累后肝区胀痛2年余。

病史:患乙型肝炎2年,时好时坏。

检查:口干,烦躁易怒,后背痛,舌边红,苔薄黄,脉弦细。肝功能:ALT 76U/L。乙肝五项:"大三阳"。

中医诊断:肝着(肝肾阴虚,肝郁气滞)。

西医诊断:乙型肝炎。

治则:滋阴养肝,疏肝解郁。

方药:养肝排毒汤加蒲公英30g,龙葵20g,沙参20g。

二诊:服药30剂,乙肝五项检查只有抗-HBc(+),又改方继服。

三诊:1个月后,各项指标均恢复正常。半年后随访未见异常。

【按语】

养肝排毒汤以黄芪、沙苑子、白芍益气养血,滋阴柔肝;

柴胡、黄芩、金钱草疏肝调气，清热解毒，佐以三七、丹参、延胡索以活血化瘀通经络。现代药理研究表明，金钱草能促进胆囊收缩，增加胆汁分泌，起到疏通及排泄作用，将肝的毒物（即湿热毒邪）排出体外；黄芪、沙苑子、白芍一类补气养血药则具有提高免疫功能的作用。方中选用黄芪配沙苑子，其目的是沙苑子可抑制黄芪的燥性，黄芪能抑制沙苑子的滋腻之性，两药相配，补中有清，清中有补，使肝脏得以濡养。

以失眠为主

安神汤

【方源】

《安神汤治疗慢性乙型肝炎伴失眠60例》[廖加维,等.四川中医,2005,23(9):68]。

【组成】

生地10g,酸枣仁15g,白蒺藜20g,夜交藤20g,白芍15g,龙骨20g,丹参15g,茯苓30g,黄连10g,肉桂2g。

每日1剂,水煎,分3次服。7天为1个疗程,两个疗程后观察统计疗效。

【功效】

养心安神。主治慢性乙型肝炎伴失眠。

【验案】

曾某,女,43岁,干部,2004年9月10日就诊。

主诉:失眠加重伴倦怠乏力3年,伴腹胀纳呆3个月。

病史:因慢性乙型肝炎10余年,失眠3年余,腹胀纳呆3个月。

检查:每天入睡时间小于3小时,且易惊醒、多梦。肝功能:ALT 110U/L,AST 116U/L,TBIL 60μmol/L。

中医诊断:失眠。

西医诊断:慢性乙型肝炎。

治则:疏肝理气,养心安神。

方药:安神汤加香附10g,水煎服。

二诊:予以2剂后,自觉症状改善,每晚能入眠4小时以上。继用1周后,每晚能入眠6小时以上,且小易惊醒,倦怠乏力,腹胀纳呆症状消失。

三诊:两个月后复查肝功能:ALT 34U/L,AST 30U/L,TBIL 9μmol/L。

【按语】

慢性乙型肝炎虽病机复杂,但总由气血失调,正气不足而感受湿热病毒,郁于肝脾,致使肝失疏泄,脾失健运,肝脾郁滞,气血瘀阻。若日久化热,下耗肾阴,上扰心神,心肾不交,阳气不能入于阴可致失眠。此类失眠是在慢性乙型肝炎的病理基础上发生的,同慢性乙型肝炎这个基础疾病互为因果。治疗这种失眠应考虑导致慢性乙型肝炎发生的湿热病毒,肝郁气滞,病久入络,肝肾不足等病因病机,当补益肝肾,疏肝通络,安神以交通心肾,解毒淡渗利湿以祛邪。

安神汤中生地、白芍以补肝益肾，龙骨、酸枣仁养心安神，白蒺藜、夜交藤、丹参疏肝通络，黄连、茯苓、肉桂安神以交通心肾，解毒以渗湿利窍，使湿热疫毒从小便而去，从而使阴阳和、气血调、心肾交、肝脾健、疫毒去而失眠得以改善。